要瘦就瘦，要健康就健康

把飲食金字塔倒過來吃，就對了！

賴宇凡 Sara Lye

美國 NTA 認證
自然醫學營養治療師

暢銷經典
紀念版

新版序

親愛的，

從我提筆開始寫第一本書開始，一晃眼十幾年都過去了。這十幾年跟讀者建立的關係，應是我此生所經歷最美好的關係之一。沒想到十年後，我寫的書依然受到讀者歡迎，因此當出版社提出要於十周年將我年代最久遠的五本書重新改版上市時，我感到無比榮幸。

其實我寫第一本書《要瘦就瘦，要健康就健康》時，抱的心情是，我把它全部都寫出來，這樣就沒有人再問我問題了。殊不知，我寫的東西跟大家看到的都不同，但這些方法卻是有效的，也因此更多的問題如雪花般飄向我。我有幸能有機會陪伴著很多人，走過驚濤駭浪的痊癒之旅。

大家在信裡或是見到我，都是掏心掏肺地把自己所經歷的痛苦跟我分享，當然他們也都會把痊癒後得到的快樂與我分享。不知從何時開始，大家所經歷的痛苦，都開始讓我如此牽掛。因為牽掛，開始了無止盡的研究。著手寫了第二本書《身體平衡，就有好情緒》，把人體的神經系統是如何運作寫清楚寫明白。畢竟，我老本行是心理諮商，最清楚很多人的精神和心理疾病，是飲食問題導致的。之後，我在《吃出天生燒油好體質》裡說明了為什麼人吃一模一樣的食物，有些人會胖、有些人卻會瘦。也同時在這本書中，親自搭配素食食譜，不只計算營養成分，並且親自刺手指檢測這些食譜是否會震盪血糖。

接下來我的妹妹要生產了，為了要答覆她數不清的問題，著手寫了《瘦孕、順產、讓寶寶吃贏在起跑點》那本書。從備孕到懷孕，一直寫到坐月子和孩子吃副食品，我希望能夠給妹妹在各個階段各種天然的選擇。

我妹妹的兒子馬鈴薯可以說是照著這書養的孩子，是個百分之百的根治寶寶。馬鈴薯聰明伶俐、健康活潑、身形高䠷，這本書是我最巨大的一本著作，共三十萬字，但見妹妹的孩子健康成長，我覺得寫的好值哦！

之後有鑑於大家希望能有一本完全圖解的書，所以又出版了《[超圖解] 慢卡路里讓你瘦》，在這本書裡，有很多大家不知道含糖的天然食物照片，我們用方糖去表達它們的天然糖量，比如一根香蕉就有十二粒方糖的天然糖量。由於人人對食物反應都不同，所以在這一本書裡，也將如何正確檢測「餐後」血糖震幅用圖示表達清楚。低血糖的人身體所能承受的血糖震幅跟一般人是不同的，在這本書裡，也將它列表說明。

很多人寫信進來說：「你不要跟我講那麼多，你直接教我要怎麼做。」所以我著手出了一本食譜《28 天超便利根治飲食法》，在這本食譜裡收錄了很多簡單容易烹調的均衡飲食餐。在這本食譜裡也有把幾種我最常吃的發酵蔬菜要如何製作的步驟，都寫清楚了。

接下來的兩本書，《守衛你的情緒界線》、《情緒界線：孩子人生必備的競爭力》都是心理方面的書籍。雖說它是心理的書籍，但它卻與健康息息相關。在陪伴大家痊癒的過程中，我發現很多疾病是吃出來的，但也有很多疾病好不了，都是因為人際相處中所產生的情緒把身體卡住了。所以這兩本書，主旨是希望大家能夠正確地使用情緒，而不是害怕情緒。同時了解如何溝通管理自己的界線，這樣在家庭中和職場裡，才不會天天遇見讓自己氣得半死的事，卻不知如何改變最終生病。

在《守衛你的情緒界線》裡，我提到了如果你碰上了那些怎麼溝通都還是要踩你線的人，你該怎麼辦。我們叫這種人為「狼」，他們習慣用小腦與人相處，常常你對這種人愈好，他對你愈壞。因此他如何對待你，其實是跟他覺得你的排序高低在哪裡有關。會叫他們狼，是因為在狼群中就有社群排序，他們是如何被對待的，完全是看排序有多高。所以這本書除

了講情緒和界線，它也討論了人際排序。可以說，你把這本書唸通，你就能馴狼。

之前，我大部分的書是以描述身體整體運作為出發點，而《根治飲食帶你遠離慢性病》和《根治飲食：0—18歲成長學習關鍵食育篇》則是以症狀為出發點。

《根治飲食帶你遠離慢性病》描述的是五十歲以上的人比較容易遇到的各種症狀，而《根治飲食：0—18歲成長學習關鍵食育篇》描述的不只是兒童和青少年會遇到的問題，其實這本書所寫的症狀，五十歲以下的人都可能會遇上，比如月經問題、子宮肌瘤、過敏鼻炎等。讀者只要尋著自己的症狀，就能找到症狀背後的原因，以及取得在飲食上、生活上，及保健品上的建議。

我最新一本著作是《我的愛情故事：看我如何爬出關係地獄，人際地位大躍進》，這是我和我先生的故事。剛進入婚姻時我只懂得父母教的溫良恭儉讓，根本不知道人際排序這事，我也不知它會影響別人如何對待我。因此，在我婚姻裡的前十五年，我感覺被夫家壓得喘不過氣。我是在與先生談判離婚時，發現了人際排序。在故事裡我闡述我是如何經過心理實驗，發現了簡易調整自己在人際關係裡排序的方法，也因此成功地拯救了自己與夫家的關係。

寫書之後的生活

我轉入自然醫學跑道後，在我美國門診裡的許多病人，經常抱怨吃保健品無用或是會產生新的不適症狀。我因此開始研究保健品的成分，我發現很多配方並不支援產品所聲稱的作用。有時候草藥用對了，但劑量卻不對。或是草藥選對了，但是原料來源有問題。那是因為，調保健品配方的人，很可能懂營養和草藥，但他們不見得懂身體整體運作。而懂身體整體

運作的人，卻不見得懂營養和草藥。這兩個都懂的，卻不一定懂保健品原料萃取和種植方法。

為了讓病人能適當的使用保健品，我迫不得已開始自己研究配方和草藥，更致力了解種植和萃取方法。在研究的過程中，我深深的被這些沒有移動能力的植物在大自然裡風吹雨淋、面對各種病菌和蟲子，卻因此發展出各種抵禦外敵的能力深深吸引。

於是我在美國找到了實驗室合作，開始自己調配方，「天天自然」(Go Natural 365) 這個品牌便誕生了。在辦理產品進口台灣的過程卻發現，台灣生產保健品的能力是受世界各國信賴的，於是決定把整個品牌搬回台灣。現在「天天自然」是 100% 台灣生產的品牌。

懂身體運作的人，不見得懂草藥。而我，剛好都懂。我開始研發保健品，自創了「天天自然」的品牌。

寫了這麼多年的健康大道理，研發和出產保健、美妝產品是一種給予大家解決方法的管道。很多人出現症狀，除了改善飲食外，也需要保健品推一把走回到正向循環。會想要研發美妝產品，是因為我有兩個女兒，我每一次唸她們從外面買來的美妝產品成分，都會心驚膽戰。我想把最乾淨的美妝保養品帶給她們。

我成立公司時，雖是以保健品起家的，但是我們最相信的還是食物。不只是原料成分乾淨的食物，同時還是好吃的食物。所以「天天自然骨頭湯」便誕生了，我們會成為骨頭湯的專家並不讓人意外，畢竟我在每一本書裡都有提到骨頭湯的重要。現在，我們還有「根治飲食骨頭湯」，就是你開一包，即是一個以營養骨頭湯底去做出來的根治飲食餐，比例和營養都對，你只要剪開享受就好。

除了埋頭研發產品外，我依舊繼續寫文章做研究，同時依舊保持著我十年來的習慣，那就是每日回答大家的問題。由於我先生 David 見我回答

大家問題的時間愈來愈長，他運用他矽谷的背景，為我創建了一個回答問題的機器人，它叫「保健管家」。在 LINE 上你可以盡情地問它問題，由於背後資訊是我親自輸入的，所以問的問題和給予的建議，也都出自於我。將來資料庫夠大了，我們就會將它內建 AI 科技，它就可以跟我一樣從身體運作原則中學習研判根源問題，以及如何使用天然產品去協助。保健管家的 QR code 我放在信尾。

就像我說的，與讀者建立的關係，是我這輩子經歷最美好的關係之一。美好的關係讓人不捨離去，所以我還是參與著大家不可思議的痊癒旅程，從中了解大家的需求，繼續分享我的發現，以及研發各種大家需要的產品。

我在想，天給了我一支筆應是有它的道理的。在我靈魂最深處，在我各種各樣的頭銜裡，我想我終究還是作者。那個以筆刻記生命旅程的人。以前寫書的序，都比較像是書寫完時的終結篇。但是，我蠻確定我們的關係能夠走得長長久久。我期盼與你們有更多的分享，更期盼陪伴你們創建更多精彩的人生故事。接下來我們一起再翻開的那一頁，才是真正的開始。

祝你們與自己所愛的人——健康快樂！

愛你們的宇凡

P.S 在這裡你可以找到更多資訊

 找宇凡　　 使用保健管家
（2023.05 上線）

人體 IN-and-OUT 生化系統檢測表

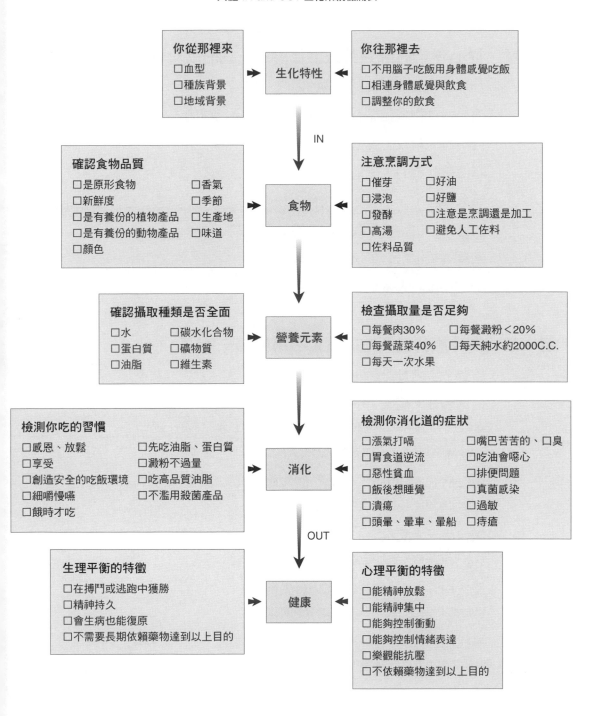

目次

序章

從心理諮商師到營養治療師──
我的飲食健康革命

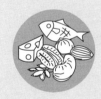

二○○九年八月，我帶著孩子，輾轉從中國到台灣，回到了美國加州。我因美國國會頒的傅爾布萊特（Fulbright）獎學金，旅居中國一年做研究，兩個孩子跟著我在上海的當地小學上學。

風塵僕僕地回到家，只想好好休息。我照著以往的習慣去大賣場買菜，回家煮了雞肉和青菜。沒想到，兩個孩子吃了一口，馬上一臉為難地看著我，大女兒發言：「媽媽，我不想吃這個肉，有味道。」她倆如此為難，是因為我家向來奉行我媽的至理名言，那就是「老媽做什麼，你就吃什麼！」所以她倆沒動筷子，我倒感到好奇。

我夾了一塊雞肉放進嘴裡。雞肉沒雞的香味不說，還可以嚐出一絲絲的苦味。我皺眉說：「怎麼會是這個味道？」她們倆見媽媽也吃不進去，便開始拿這雞肉大做文章：「媽媽，這個雞有怪味道。這個雞跟中國和台灣的土雞不一樣。」

我心裡不停地琢磨：「這雞怎麼是這個味道？」孩子不吃，我必須速速找到答案，於是開始積極地挖掘資訊。沒想到，這一挖，挖出了美國研究單位、政府機構、食品公司及西藥廠的勾結。這一挖，讓我從心理諮商師變成了營養治療師。這一挖，挖出了我們家的飲食革命。這一路挖掘，最後終於給我挖到了寶藏。這個藏寶箱裡裝著的不是金銀珠寶，它裝的，是我們家的健康。

一片鮭魚改變了我對食物的觀念

我東詢西問，最後才知道那雞裡的苦味，是抗生素的味道。我向來以為雞肉、牛肉都只是蛋白質，從沒想過這肉裡會有其他的東西。我有一些不敢相信，美國是全球食品安全的大龍頭，政府單位怎麼會讓抗生素跑進

肉裡呢？我心裡有了警戒，開始時時注意食物的品質和內容。

　　孩子不吃冷凍的肉雞，我只好買土雞。我那時買有機食品不是為了健康，是為了食物的味道。在美國，只有有機的食材，能夠與在中國和台灣傳統市場裡買的食材相比。我想豬牛羊在美國吃起來，都是一個味兒，那就多吃點魚吧。有一天，我因為工作關係，早早把從大賣場買回來的鮭魚放在盤子上解凍，那塊魚排從早上一直擺到傍晚。我傍晚準備要煎魚的時候，著實嚇了一大跳。早上還是橘色的魚，怎麼現在變成白色的了。盤子上倒是留下了一灘橘色的水。

　　我開始有點糊塗了，我上網查，原來美國養殖業開始改變鮭魚原本的食物，訓練它們吃玉米。吃玉米的鮭魚沒有了原來的營養素，就此失去了天然的色彩──橘色，所以養殖業就加了橘色素在鮭魚的飼料裡，好讓魚肉有點顏色。要不是那天我把魚放得久了點，我們就把色素一併吃到肚子裡了。我坐在電腦前，氣憤從我的腳底升到胸口。我只想給我的家人一點營養的食物，為何回到美國後，這一個基本的願望會如此難達成？回頭望著那塊無血色的鮭魚和它下面那灘橘水，我突然一點胃口都沒有了。

　　從那時候開始，我也漸漸開始了解，用傳統和工廠兩種不同方式種植和養殖的農作物，在營養價值上有多大的差別。這時我選購有機食品，以及支持傳統養殖農業，就真的是為健康著想了。

追尋好食物讓我從心理諮商師成為營養治療師

　　身為心理諮商師，我不只研究我們家買的食材，亦開始注意我心理門診病患的症狀與他們飲食的關係。我常常記錄他們的三餐，開始並不知道自己到底在找什麼，只直覺知道，有些病患的症狀不是教育生活技能和溝

通技巧就可以痊癒的。有一天我在整理他們的資料時，突然發現病患吃相似的食物竟都有相似的症狀。我開始把門診時間放在超市，我帶著病患在超市買菜，介紹能夠改善他們心理症狀的食物。病患和我都對食物改善他們症狀的能力，感到很滿意。

就在這個時候，我所服務的家庭婚姻診療所的老闆把我叫去，她說家庭婚姻診療協會的律師跟她說，我必須立即停止帶病患去超市買菜，要不他們將吊銷我的執照。我跟她解釋我帶他們去超市的原因，她說：「律師說，心理和飲食沒有關連，除非你是營養師，要不然在法律上你沒有資格這麼做。」心理和飲食真的沒有關連嗎？大多數的精神分裂症病患都嚴重缺乏維生素 B，你想，講話諮詢能補充病患的維生素 B 嗎？再說病患如果有憂鬱症，就好似得了慢性病一般，沒有痊癒的可能。可是帶著病患去超市，他們竟都能擺脫藥物，走出陰霾。原本一個對心理疾病診所來說的肥羊，就因為食物不再需要治療了，律師說的，真的對嗎？心理和生理，真的沒有關連嗎？從那天起，我知道自己該換跑道了。

想換跑道，一定要接受系統式的訓練。我終於在柏克萊大學找到了一個營養生化的博士學位。寄出郵件，表達了我想參觀的意願。在回覆的信中，他們描述了畢業學生的去向：

「我們的畢業生畢業後服務於學術單位，西藥廠和生化公司、食品公司，政府單位如美國食品藥物管理局，還有醫院、癌症研究中心。」

有些人去了政府單位，制訂政策，另外一些人，去了大藥廠和食品公司。奇怪？美國食品藥物管理局不是管這兩個地方的人嗎？再看看教授的簡介，有些外聘教授是西藥廠的 CEO。這樣不等於球員和裁判曾經是同窗，他們的老師還是球員的老闆？我怎麼覺得怪怪的？

我先生說：「這很普遍呀！大家都是有獨立思考能力的人，知道什麼是錯的，什麼是對的啦。」普遍頂多代表常態，卻不能代表對錯。如果什

麼是錯的和什麼是對的，是球員的大老闆教給裁判的呢？那這個錯和對，是真的嗎？這些規則，公平嗎？如果球員真要犯規，裁判該怎麼判他認識多年的球員呢？他們管的可是我們要吃進嘴裡的東西。這樣真的可以嗎？

過了幾日，家裡在辦整修貸款時，有個房屋價值鑑定師來到家裡。他也是台灣來的，我們就多聊了幾句有關美國的借貸危機。他表示，在二〇〇九年美國政策還沒修改之前，做貸款業務的人可以直接聘請房價鑑定師來鑑定房價。但是，有時鑑定的房屋價值會讓貸款過不了。他說：「我們的服務費是貸款業務公司給的，而他們要銀行貸款放行了才賺得到錢。這樣我們根本不可能獨立運作，你說，這不是為難我們嗎？」

我突然明白為什麼我覺得怪怪的了。我們的房價鑑定師雖知道什麼是錯的什麼是對的，但是，他這個裁判所處的環境並沒有與球員分離，他們被商業利益綁在一起，所以他為難。就好似研究單位，如果不與企業分離，它就不能獨立評價。如果不但研究經費是企業出資的，就連研究人員所受的教育也和企業（藥廠／食品公司）結合，再加上政府管理單位裡的人還是藥廠老闆的熟識，研究的結果如何獨立與企業分離？做研究的人，如何不為難？

到底什麼是真的，到底該相信誰，一下子弄不清楚了。對的真的是對的嗎？錯的，又真的是錯的嗎？

自然醫學給我的震撼教育

美國國會的傅爾布萊特獎學金，世界知名，因為所有的獎學金裡，它出了最多諾貝爾獎得主。頂著傅爾布萊特獎學金的光環，再來挑選進修博士學位的單位，我的選擇應當是很多的。我不想抄近路，我想好好把營養

這門科學搞清楚,很遺憾地,我最終都沒找到與企業分離的主流研究單位。最後,我轉向自然醫療的體系,接受了 NTA[1] 的系統式訓練,正式轉換跑道,成了營養治療師(Nutritional Therapy Practitioner)。

受訓第一天,就來了個震撼教育,原來是錯的,現在都變成對的了。大家都說要少油少鹽才有健康,但是我的老師竟說:吃油可以減油、油脂是重要的營養元素。原來,我們的獵人祖先的主要飲食是肉和油脂,因為他們打獵的對象是動物,不是植物。除了肉外,他們還食用少量採集的當季蔬果,以及少量的堅果。這樣的飲食習慣,持續了兩百萬年,奠定了我們身體進化的基礎。其實務農在人類歷史中,才只有短短的一萬年,所以五穀雜糧對人類來說,是比較新的食物。

老師們不但提倡吃油,而且他們建議做菜用動物性油脂,像豬油、鴨油、羊油、牛油等。因為飽和脂肪很穩定,不怕光、熱和氧。植物油並不穩定,大多在加工時都已餿掉了,因此還另外需要去味和漂白的加工手續。所以他們建議植物油最好直接從堅果裡攝取,這樣確保新鮮,也才能讓植物油這樣的好油發揮功能。

我不知道已經多久都不敢吃動物性油脂了,菜裡有油都要放冰箱後再把油撇乾淨。我看著廚房裡大瓶小瓶的葵花籽油、葡萄籽油、橄欖油,覺

註 1:NTA(Nutritional Therapy Association)是一個培養與教育營養治療師的認證機構。NTA 是美國唯一把生理化學教學與食物結合的教育單位。大部份的自然療法組織都只教生理運作系統,如果有提到營養學,也頂多描述食物裡單項營養元素的功能。NTA 的系統式教育中,包含了食物裡營養元素一起運作的力量,以及食物與身體之間產生的關係。大部份的教育單位循著科學規則,傳授的知識一直分支細化,導致最後失去了對身體與食物的全觀概念。我認為,自己在 NTA 所受的教育中,收獲最大的即是不忘身體與食物的運作與反應都是整體的而非獨立的。全美現在只有一千兩百名 NTP(自然醫學營養治療師),量少而精,這個組織的目標是改變美國飲食,願意不厭其煩地藉由門診,一個人一個人慢慢引導改變現代人的飲食習慣,找回自身的健康。

得無所適從。一開始我只敢用椰子油，它有豐富的飽和脂肪，每次用都只敢放一小匙。食物，一下子變得好吃得不得了。後來我又買了有機的牛油，開始多放一點點在菜裡。我發現，食物不但好吃，而且我怎麼不那麼容易餓了。不但這樣，我的腰竟然開始細了起來。怪吧！所以我的膽子就愈來愈大了。最後乾脆去傳統養殖農場訂了一隻豬，我爸媽教我如何煉豬油。這時候，我做菜，都是豪氣用油了，大方得很。飽和脂肪這名字真不是白取的，吃這樣的油，真的容易有飽足感，所以家裡每一個人的食量都驟減，不亂抓零食，大家都開始瘦了。不但如此，大家的脾氣也穩定許多，以往全家都很情緒化，現在什麼事都可以心平氣和地討論。原來，油脂平衡血糖的能力，無人能比。

吃傳統飲食的人更懂得健康

我在去上海之前，原本體重高達六十六公斤（我最重時是八十公斤），醫生還判定我有第二型糖尿病，但在上海待了一年回美國後，這些問題都不藥而癒。回想起我在上海吃的食物，才恍然大悟為什麼我在上海會瘦得那麼輕鬆。

我們第一次往上海羊肉爐店一坐，服務生就送來一盤當天現宰的手切羊肉。我一看，有點嚇到了，怎麼那麼肥呢？我搖搖手，服務生說：「要換一盤是嗎？」我點點頭。過了一會兒，這個臉蛋給凍得紅紅的東北大姊兒又回來了。這回湊在我鼻子前的這盤，竟然更肥，幾乎看不到肉了。我為難地看著她，不好意思地乾笑：「呵呵，還是剛才那盤好了。」那羊肉，第一次入我口時，我發誓，我全身的細胞都在唱「哈利路亞」。真太好吃了！這樣肥美的鮮肉，配上他們獨家調製的沾醬，孩子們的眉毛吃得都展

開了。我心想：「管他的，肥就肥吧，這麼好吃的肉，就算回去要減肥，也值。」

我在上海時，請了一位與眾不同的阿姨幫忙。誰都看得出來，阿姨打從心底疼愛我的孩子，對她倆極度保護。有一天，阿姨做好了雞湯，我見雞湯裡有油，就順手把油給撈進一個小碗裡。平時溫柔安靜的阿姨，突然大叫：「哎喲，你在做什麼呀！」她從我手裡把碗搶過去，把油倒回了鍋裡。她說：「孩子在長腦，怎麼可以把這麼重要的東西撈出來呢？」我楞在那裡，了解阿姨是好意，心想那就回美國再減肥吧。後來我才知道，腦子的組成成份至少有六〇％ 是油脂類，阿姨說的一點也沒錯。孩子要長腦，缺油缺脂是長不好的。同樣的道理，大人要長記憶，缺油缺脂也是沒有希望的。

除了阿姨外，在中國，接觸西方文化不深的人，對動物性油脂是一點恐懼也沒有的。有時，我倒羨慕起他們了。他們大剌剌地用豬油做菜做飯，菜場裡的肉該瘦的瘦，該肥的肥。我記得第一次去豬肉攤買肉，老闆給我介紹豬排。我選了其中最瘦的幾塊。老闆見我土，教育我一番，他說：「喏！這幾塊外面有一圈肥肉，煎起來，會比較好吃。」不只比較好吃，是太好吃了吧！我們家女兒求我：「媽媽，那邊邊的肥肉，一到我嘴裡就化掉了。真的好好吃哦！拜託你一定要再買哦。」

還有一次，我和先生在街上買羊肉串來吃。攤子上大黑鍋裡裝著像小山一樣的飯。飯裡有一點葡萄乾和紅蘿蔔絲，除了飯一粒一粒亮晶晶外，其他什麼也沒有了。我正在笑誰會買這種飯，就見一個人點了一客。老闆用個大鏟子挖飯，越挖越深，最下面竟挖出一排羊脊肉，肉就坐在一灘羊油裡。我和先生互看一眼，立即明白了亮晶晶的飯上就是羊油，這是一鍋羊油飯！我們像傻子一樣坐了下來，點了羊雜湯，一人來一盤羊油羊脊飯。我橫了心，再次告訴自己，肥就肥吧，回美國再一起減肥吧！膽固

醇，管他的呢，也是回去再說吧！那是我好多年來，第一次在吃飯時沒有罪惡感，而只是單純的享受。我等著我們一家變肥，一個月過去了、兩個月過去了、三個月過去了。奇怪，我們不但沒胖，反而都瘦了。不但如此，我的皮膚變得有彈性，精神體力都比以往更好了。回到了美國，我第一件事就是去驗血。讓人驚訝的是，我原本已該吃藥的血糖回復正常了，其他指數都比以前更漂亮。

原來問題出在不均衡的飲食

念了營養之後我才真正了解了肉和油的好處。

因為肉、油能有效平衡血糖，血糖一平衡，身體其他一切如內分泌等等的運作也才有平衡的機會。

血糖是除了體溫、血液酸鹼、血量外，身體最嚴格監控的指標，因為這些指標一失衡，就會造成體內平衡（homeostasis）失守。沒有了體內平衡，生理化學的運作就都要受阻，危及生命。這兩種食物與會化成糖的蔬果配在一起，不但能提供身體一天所需的能量，而且還能有效平衡血糖。由於所有的植物類食物最終都是化成糖，包括五穀雜糧與蔬果，所以油和肉是和這些搭配最完美的組合。

血糖一震盪，腎上腺就容易疲累，腎上腺在內分泌系統中的官階極高，腎上腺一亂，下面的各個腺體就容易出狀況，腦垂體一亂，孩子不是長得太快、就是長得太慢，發育過早、發育過遲。甲狀腺一亂，不是新陳代謝太快、就是新陳代謝太慢，瘦不下來、胖不起來。性荷爾蒙一亂，各種更年期、青少年期的症狀就一個一個出現。男人脫髮、女人長毛；性慾過旺、沒有性慾。

食物組合一不對，不是缺這少那，要不就是沒有一起吃，健康就會像骨牌效應一樣，一個被碰倒了，其他的就也跟著倒了。所以，肉、油、青菜雖各自都重要，但是食物單獨食用，永遠比不上它們配好了一起吃的效用。我們家的餐桌上從此開始餐餐有肉、有油、有青菜，也有一點點的澱粉。

加工過的澱粉是人類食物裡的新產物，它的出現，是為了要彌補在烹調進步後，油脂與肉分離的情況。澱粉是承載油脂最好的工具，難怪法國麵包要跟著牛油一起上、義大利餐前要用麵包吸橄欖油和巴沙米克醋一起吃、中國人吃飯要拌豬油。油一進口，就能確保你食不過量。再回頭看我們原來的飲食，不吃油、不吃肉，吃肉時還要把皮拿掉，五穀雜糧從不與油一起入口，難怪總是過量。

中國社會以務農為主，在辛苦的年代裡，肉是稀有的，只有大戶人家能日日有肉。所以像米、麵這樣的澱粉，就提供了很大一部份的能量，也成了中國社會的主食，這是情勢所逼，並非首選。務農的人吃澱粉，由於鎮日勞動糖一下就燒掉了。現代的人一切都由機械代工，多數人整日都坐在辦公桌前，一整天也不動一下。可是，在這樣物資豐富的年代裡，我們各家各戶卻都吃得很窮酸。沒有油、沒有肉，不停吃澱粉或會變成糖的食物。碳水化合物過量，消化成糖，沒有勞務活動燒這些糖，造成了血糖過度震盪。就像前面所提的一樣，血糖一失守，其他的生理運作，就一面倒了。

原來，問題不見得是出在我們吃的營養不營養，因為只要是天然原始的食物，沒有過度的加工手續，都有營養。我們經歷的種種症狀，都是飲食不均衡引起的。

改變食物也改變了我整個家的氣氛

在我親身體驗食物的強大力量後，我很難不正視它、不尊敬它。所以，我開始花時間在廚房裡。

我生在一個女人要求與男人平權的時代，我母親那一輩，個個都希望女兒長大以後能受高等教育，很少有人希望女兒們長大後會做菜、洗衣、縫紉、帶孩子。所以我埋頭讀書，從來沒有注意過，外婆的春餅怎麼會這麼薄、酸菜是如何發酵的、她是如何挑選最新鮮的魚？如果那個時候我知道「會做菜」能直接影響我家庭成員的健康、我孩子學習時的專心程度，及和我們溝通的方式，我一定會留在廚房裡多學一點。可是我沒有。

長大以後，取得高等學位是時髦的、事業有成是時髦的，但在家裡帶孩子做飯，是落伍的。做個落伍的女人，是多麼可怕的事呀？別人看你的眼光、與你說話的態度，都是不一樣的。女人們聚在一起時，一定要把做菜說成是件苦差事。如果那天有個人說：「為家人做菜真是件幸福的事呀！」大家一定會覺得你很怪。

做菜，怎麼樣看，都像是件苦差事。每天要買食材不說、還要想新花樣。孩子小的時候，左手抱一個、右手拿鍋鏟，腿上還掛一個。但讓我覺得最苦的，就是要嚥下那口不公平的氣。我老公一進廚房，大家稱讚不已。我一進廚房，就立刻變得理所當然。所以結婚十五年來，我在廚房，做的頂多是「混口飯吃」，用最短的時間買菜、做菜和吃飯。

後來發現了營養的重要，學了營養，就很難不注意食材的挑選和烹調的方法。我終於靜下心來做菜。我突然發現，做菜是件很有趣的事情，它是個需要花腦筋和高度組織能力的一項工作。我開始注意顏色的搭配（顏色常常代表營養）、食材的香味（香味也常常代表營養）、食物出產的季節（當季的食品總是比較有營養）。以往我買菜，抓了就跑。現在我會站

在那裡，把食物拿起來聞，眼睛一閉起來，就可以想像這些營養成份在我孩子體內互相激發所變出來的魔術。我開始享受做菜，一開始，竟然還有些不好意思承認。

後來大家都注意到我享受做菜這件事了。我的孩子開始常常很興奮地在廚房等我把菜做好。這餐還沒吃完，他們就問明天吃什麼。孩子自己吃不夠，還帶朋友回家吃，她們有很好的藉口：「媽媽，你知道嗎？大部份的小孩，都吃不到這麼好的下午點心，我朋友嚐我的中飯，都說你是世界上最好的廚師。」我從小到大，都沒有想過自己會因為做菜，而被這樣無保留地稱讚，更沒有想到，會因為做菜而收到先生送的花。

後來想想，這菜也做了十五年，我現在做的菜，到底是那個元素，讓全家人這樣為之瘋狂？是我的調味不同了、還是食材品質高了，亦或是搭配得好了？有一天，老公在週末時早起幫我做早餐，我看著他在廚房裡吹著口哨東忙西忙，才恍然大悟。我終於知道為什麼我那麼喜歡吃他做的菜了，我終於知道為什麼大家都讚他做菜做得好，那是因為他放了「心甘情願」在他的菜裡。

如果人和人的能量會傳遞，那麼我的心甘情願，家人是不是吃得進去？難怪在我買菜、做菜次數增加的同時，我們家跑醫院的次數減少了。我突然發現，我們要找回來的，不只是我們傳統的養殖、種植方法，我們還需要把老一輩做菜、吃飯時的那份心甘情願，給保留下來。因為人最需要的營養，不是維生素 B 群、不是維生素 D，人最需要的營養，是對食物的那份心甘情願和一顆感恩的心。

飲食調整也幫助了我門診的病人

　　飲食改善了我家人的健康，而在我所帶領的大學社區心理門診中，也出現了同樣的狀況。就如我當初所想的，在門診的案例中，我證實了營養對心理症狀的疏解來得更直接有效。至此，我正式離開了心理門診，開設營養門診。慢慢地，來求診的人，都不再只是有心理症狀，而是那些長年被生理症狀困擾的人。他們多數會轉向求助於營養，是因為藥物無法根治他們的慢性疾病。藥一停，大家的症狀就立刻恢復，但是，大部份的人都不希望吃一輩子的藥。有時，吃藥也無法解除大家的痛苦。所以，高血壓病患、糖尿病患、痛風、荷爾蒙失調、無法生育、體重問題、癌症調理等，就都出現在我的門診中。

　　由於是營養門診，那麼調整大家的飲食便是我的首要任務。初診時，病患都會填寫三日飲食記錄，加上症狀問卷、病史，與全身檢查，藉此我便能有效掌握身體的現狀及其匱乏的營養元素。我會與病患一起分析他們現在的飲食比例，教育他們什麼食物會消化成糖，什麼食物會平衡血糖。最後，給予營養建議，比如在飲食中加入好的油脂與礦物質，增加肉類與純水攝取，減少高糖食物，如澱粉類、水果類與加工類食品。有時，也會依舌頭檢測[2]的結果，視狀況補充一些保健品，如加強胃酸、支持腎上

註2：舌頭檢測（neurolingual testing）是藉由西方醫學所證實舌頭連結神經中樞的特性，再配合著自然療法中的反射點（reflex point）與臟器連結的特性，來與身體進行溝通。比如，膽的反射點按下去酸疼不已，先記錄疼痛指標；再放支持膽的營養元素，如膽鹽或是高品質的油脂在舌頭上，再按同樣的點，如果反射點放鬆了（release），疼痛指標明顯降低了，那我們就可以確定這個營養元素就是身體需要的。也就是舌頭連結神經中樞，神經中樞連結各臟器，各臟器連結相應的反射點，這樣用舌頭測試營養元素，就可以藉由反射點來與我們溝通臟器是否需要這個營養元素。這樣，我們以營養元素介入身體運作時，就不用猜，有效安全。

腺、補充不足的礦物質等，協助身體加速導回正向循環。但是，由於有了營養豐富食物的支持，所以大部份的病患，多在三個月後就可以把我這個營養治療師裁掉了。

除了營養元素量的調整，教育大家何時吃這些食物的時間也很關鍵。因為身體的生理化學運作是即時的，所以早上吃五穀雜糧，中午吃蔬菜沙拉，晚上吃牛排，並不是均衡的飲食。真正均衡的飲食是餐餐平衡的，是早餐、中餐、晚餐都有肉、有油、有菜，還有一點點澱粉用以承載油脂。

由於食物的品質也會直接影響營養元素，所以我也常常帶著病患在超市買菜。現在，我是正式的營養治療師了，我帶人在超市買菜是名正言順的，沒有任何協會可以吊銷我的證照了。

在門診當中我發現，雖然中、西醫都對生理化學有詳盡的描述與深刻的理解，但是，對於身體的生化原料，兩者都只限於對藥物的討論。但可以確定的是，只要是藥物，不管是東方的草藥、西方的維生素，或是西藥廠在實驗室裡做出來的藥，由於它是獨立出來的營養元素，都只是我們生理化學所需的「片面」原料。但是，要身體達到最佳狀態，單靠一種或幾種原料，幾乎是個不可能的任務。我們的身體要達到最佳狀態，需要的是「全面」原料，而這世界上，只有營養成份複雜的食物，才可能支持我們體內的千百種生化過程。

我的另一個門診心得是，健康與年齡無關。我在台灣為大家體檢時，發現台灣愈年輕的人，身體就失衡得愈厲害，這就是為何得慢性病的年齡會不停下降的原因。如果他們繼續亂吃，體內持續失衡，最終都會變成病。看看現在年紀大的人，全身是病，就是體內失衡過久的結果。

大家都假設人上了年紀，就會生病。所以不管生的是什麼病，沒有人檢視自己的飲食是否均衡，卻一味地把病都怪在年紀和遺傳上。其實，不管年齡大小，只要吃得均衡、營養豐富，體內恢復平衡，不管幾歲都能擁

有健康。我有一個八十二歲，吃了三十幾年胃乳片的老病患說：「我一直以為人老了，就會有病。從來不知道，吃飯可以那麼舒服。沒有了消化問題，我感覺自己年輕好幾歲。」另一個近七十歲的病患說：「我覺得我累了一輩子，年紀愈大，我就愈累，一直以為是自己老了。但是，現在吃得好了，我的精神卻比年輕時更好、更有活力！」

這些病患常把功勞歸於我，其實我唯一做的就是設身處地為身體想。大部份人有病症時問的問題是：「我要做什麼症狀才會消失？」而我看到症狀時，問的問題卻是：「為什麼會出現這個症狀？」問了這個問題，就會找到身體真正的需求。最終有功的，其實都是大家神奇的身體。而門診的經驗告訴我，身體真正需要的，是營養豐富、均衡的食物。當我們給身體它所需要的原料，開始平衡攝取營養豐富的食物時，身體自然會回復平衡，那時，症狀就一一消失了。只要病患能堅持改善他們的食物，以及吃飯的習慣，身體都有能力自癒不再復發。我們身體對營養豐富食物的渴求程度，和食物改善後帶來的神奇力量，完全反應在我診所的大串候補名單上。

一套為每個人量身訂做的飲食工具

做為一個母親和心理諮商師，我當初原本只是想了解為什麼美國的冷凍雞肉有苦味，沒想到，這個簡單的探尋，竟掀起了我們家的飲食革命，也同時掀起了我的事業革命。從諮商心理健康，到現在成為生理健康顧問，我發現大家需要的是一套有系統、且能為每一個人量身訂做的飲食工具。拿著這個工具，大家能透徹地了解身體的運作與智慧，也能配合適合自己的飲食，協助身體啟動自癒系統。這本書，當初便是以創造這樣的工

具為目標。

　　我從小跟著外交官父親東奔西跑，很小的時候我就知道自己離開時，想念的從不是土地，而是那塊土地上的人。選擇在台灣出這本書，是因為我最牽掛的人，都住在台灣。在台灣的超市一站，可以明顯地感受到美國跨國食品公司的行銷力量。我台灣的親人，所接收的健康訊息，多是美國醫療系統的翻版，大家吃的不是營養的食物，卻是大把大把的藥物。台灣人接觸的是跟美國一樣的食品公司，接收的是跟美國一樣的醫療健康訊息，最後走的就是美國的老路——那就是全民的財富，全部都投注在醫治慢性病上。人民剩的只是一輩子擺脫不掉的藥物和滿身的病；失去的是充沛的精力、自由，和希望。我希望這本書，能帶給台灣鄉親沒有企業利益及政治雜音的飲食、健康訊息，找回我們享受美食的權利，以及保有屬於台灣人的充沛創造力、自由，和對未來的希望。

第一章

為什麼
我們要把飲食金字塔倒過來吃？

你想過嗎？

- 三大營養素占人體組織比例是油脂一五％、蛋白質一八％、碳水化合物二％，為什麼我們現在的食物比例碳水化合物卻占絕大多數？

- 為什麼一百年前威脅人類生命最大的是傳染病及意外傷害，現在卻是慢性病、失智、憂鬱症及癌症？

- 美國是全世界飲食健康標準的大龍頭，但為什麼過去十年國民腦部的體積卻縮減了一○％，慢性病的年齡也逐年下降？

飲食金字塔是慢性病的最大元凶

要人們從現在的什麼都不敢吃，回到從前的什麼都敢吃，這個中間一定要面對現在人最害怕的問題，那就是「油脂對身體害處無窮」這個觀念。這對一個關心家人健康的母親來說，更是個無限的掙扎。我現在回頭再看以前的自己，常會想，我那時怎麼會那麼害怕天然油脂，卻對加工再加工的食物完全沒有警覺？後來才發現，我們對油脂由衷的恐懼，是來自於飲食金字塔的系統式教育。

飲食金字塔的概念是美國農業部於一九九二年公佈的。仔細研究美國農業部門的業務目標，你會發現它與人民的健康完全無關。這個組織存在的目的是為了支持美國農業，是為了促銷美國農產品；它緊貼農業科學，卻對人體科學了解甚少。不幸的是，飲食金字塔最終變成了全世界多數醫師的唯一飲食／營養訓練。透過醫界、各個單位，飲食金字塔在世界各地人們的心裡生根。

其實，你不需要有太多的營養訓練，也可以看出這個金字塔裡的破綻。

第一是到底要吃多少糖，在金字塔裡的建議是互相衝突的(見圖1)。

金字塔建議少吃糖，是因為糖吃多了，會震盪血糖造成糖尿病，以及許多肥胖、內分泌失調等數不清的問題。但是，金字塔卻建議人們大量吃蔬菜、水果和五穀類食物。問題是，蔬菜、水果和五穀類食物全都屬碳水化合物，也就是說，它們都是糖分子串成的，除了綠葉蔬菜有纖維可減緩糖份的消化不震盪血糖，其他的碳水化合物，都能震盪血糖。好比豆類澱粉含量高，單獨吃會快速震盪血糖；水果裡的果糖走肝臟，會持續震盪血糖。最糟糕的是五穀類食物，由於它屬精緻碳水化合物，也就是說它已經過劇烈的加工手續，食物每經加工，震盪血糖的速度就加倍。因此，即使

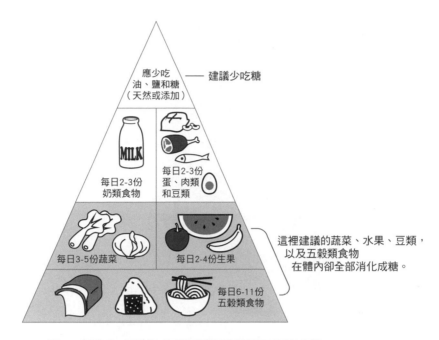

圖1：要吃多少糖在金字塔裡的建議是互相衝突的

選擇雜糧饅頭，因為它依舊是加工食品，所以還是能大力震盪血糖。白米飯更是，它的澱粉含量比雜糧饅頭更高，當然震盪血糖。

　　這麼說來，這個整個金字塔裡，有半個都能快速化成糖。最後卻要大家少吃糖，互相衝突。

　　再者，就是金字塔裡建議的飲食，天然食品竟排在加工食品的後面（見圖2）。

　　我們不需要經過研究，也知道天然無加工的食物，一定比加工過的來得營養健康，因為每經一次加工手續，食物就流失它的營養元素。但是，在飲食金字塔裡，建議攝取量最大的，竟然是加工食品。

　　最後是三大營養素的不平衡。三大營養素也就是宏量營養元素，它們是：油脂、碳水化合物與蛋白質，各占身體組織的比例為：油脂一五％、

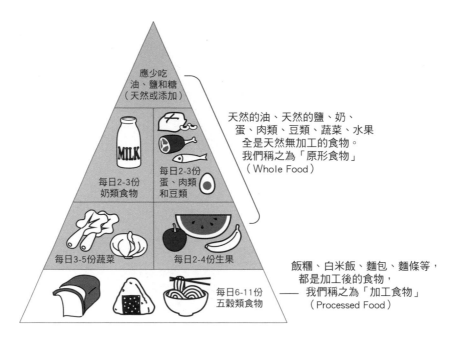

圖2：食物金字塔裡天然食品排在加工食品的後面

蛋白質一八％、碳水化合物二％。

　　但是，這三大營養元素在飲食金字塔裡的比例卻不符合它們在人體組織中的比例（見圖3）。

　　最上層建議人們少吃油，所以大家都是用水燙青菜，吃到的油脂常是〇。第二層要大家吃瘦肉、喝低脂牛奶，所以大家就都把雞皮剝掉，把油撇掉，吃到的頂多是蛋白質，這裡建議四至六份。最下面兩層，全是碳水化合物，總建議量是六至十一份。這樣變成，碳水化合物建議攝取量最多，再來是蛋白質，油脂最少。

　　但是人體組織裡的比例卻是相反的，人體中碳水化合物最少，蛋白質和油脂反而是占最高比例的組織原料。而且如果我們檢視人體組織結構比例，就會發現，其實水的占比最重，所以我認為水是第四大宏量營養元

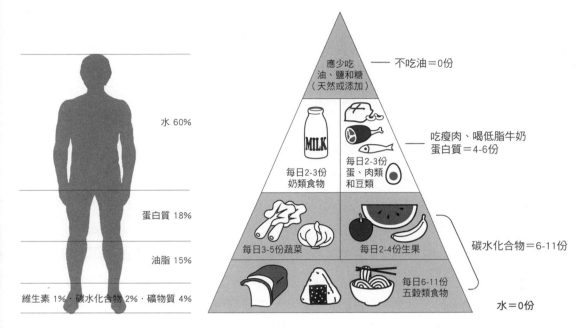

圖3：人體重要營養素的占比與四大營養元素在食物金字塔裡的占比

素，但飲食金字塔對水這個重要的營養元素，卻隻字不提！這樣反其道而行，帶來了許多我們意想不到的健康後果。舉個最明顯的例子，如腦部。腦部六〇％以上都是油脂、膽固醇組成的，但是飲食金字塔裡卻要大家不要吃油。這就是美國過去十年裡，人民平均腦部體積縮減一〇％的一個重要原因。

　　不均衡的飲食會造成不均衡的營養元素，而這些營養元素卻是生理化學運作中不可或缺的原料。當生理化學原料失衡時，血糖就會跟著失衡，再來是脂肪酸失衡，礦物質就跟著失衡，再加上脫水，這些，全都可能會造成消化系統的停擺；消化系統一停擺，就變成了吃得再好也吸收不到的窘境，這些問題是現代慢性病的五大病根。所以，追根究底，我們現在被金字塔教出來的不平衡飲食，就是使得我們身體不健康，讓慢性病生根的

最主要原因。

慢性病五大病根一——血糖失衡

糖是所有植物類食物，也就是我們所謂的碳水化合物，在體內分解過後的最小單位。這糖進入血液後就是血糖（glucose）。它是人體嚴格控制的生命指標，因為，血糖一旦失去平衡，會嚴重影響各類生化反應，不但如此，過高或過低的血糖，都會使人陷入昏迷，危及生命。但現在這個碳水化合物重，蛋白質、油脂輕的飲食金字塔，把我們的血糖，推向了失衡深淵。

怎麼說呢？在這個金字塔的建議下，現在一般人一天之中最常見的飲食狀況是這樣的：要不就不吃早餐，如果吃早餐，不外乎是燕麥一碗，再加一杯低脂牛奶。低脂牛奶就是沒有脂肪的牛奶，由於脂肪拿了出來，所以只好把澱粉打進去，好讓它看起來濃稠。那這杯牛奶裡就頂多只有少量的蛋白質，完全沒有油脂，再加上許多澱粉，而這些澱粉，都會消化成糖。問題就出在，只有油脂與蛋白質能減緩糖進入血液的速度，有效平衡血糖。但是，這整餐，幾乎都消化成糖，卻只有少量的蛋白質能支撐。如此一來，血糖一定快速上升。

糖入血液的速度是關鍵，因為那速度決定了身體會如何應變。當血糖上升速度太快時，胰臟來不及估計到底有多少糖進來，所以儲存的胰島素就一次全部釋放出來。胰島素有鑰匙，能讓細胞開門，把糖送進細胞裡，讓血液裡的糖下降。但過量的胰島素卻會一下子把血糖壓過平衡線，讓血糖掉進谷底。

當血糖像這樣急速掉入谷底時，就會讓人很想吃甜食，一顆糖，或是

一點水果也好。如果來不及吃到甜食，由於過低的血糖會威脅生命，因此，腎上腺就必須披掛上陣了。因為，所有與生存相關的事都由腎上腺掌管。腎上腺分泌的是壓力荷爾蒙，壓力荷爾蒙刺激肝臟，把身體裡備用的糖原釋放出來。由於血糖掉下來的速度太快，所以糖原也是以同等的速度把血糖提升回去。血糖的曲線當然大力震盪(見圖4)。

如果到了午餐時間因為希望減肥，往往又只吃一盤沙拉當午餐，沙拉醬還特別挑無油脂的種類。或者不吃沙拉，用水果減肥。不管是沙拉還是水果，它們最終都是消化成糖，又沒有蛋白質和油脂支撐平衡，這時血糖又是快速上升。

這樣就會跟早上一樣，由於上升速度太快，胰臟又大量釋放胰島素，把血糖壓過平衡線，掉進谷底。

所以午餐過後沒幾個小時，就又會餓，有時還可能引起手抖、全身冒冷汗等症狀。一樣的，腎上腺又大量釋放壓力荷爾蒙，把血糖快速提起來。

有時一整天常常要到晚餐時才第一次吃到蛋白質和油脂，表示這樣的

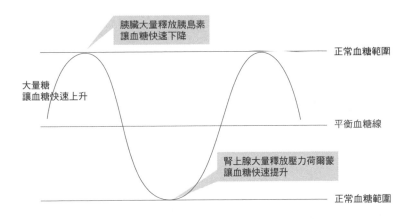

圖4：胰島素快速壓低血糖結果就是壓力荷爾蒙出現

血糖震盪已經持續了一整天。一般人不會覺得自己有血糖問題，主要是因為如果吃的不是甜點，就不覺得自己有吃糖。但其實只要是碳水化合物，最後在體內都是化成糖。另外一個不認為自己有血糖問題的原因，是因為在驗血時，血糖都還在正常範圍內，看不見自己的血糖一直都在正常範圍內大力地震盪（見圖5）。

經歷這樣的長期震盪，胰臟和腎上腺就開始疲勞不堪。最後，就看那一個先燒掉。如果胰臟先燒掉，整個血糖就往上移動。這時血糖就已經開始超出正常範圍，醫生就會警告說這樣快得糖尿病了。不只如此，由於血糖不停地停留在平衡線以上，胰島素的另一個工作就是儲存脂肪，所以那時就會開始不停地變胖（見圖6）。

愈胖，就會愈不敢吃油。愈不敢吃油，就愈容易餓，整日都處於饑餓狀態。血糖一大力地掉下來，就沒精神，也來不及好好做餐飯，光想吃一些快速變成糖的食物，所以整日都在吃水果或加工食品（見表1）。愈怕胖，愈常常在算卡路里，有時一整天吃不到九百卡，卻還是一直不停地胖。所

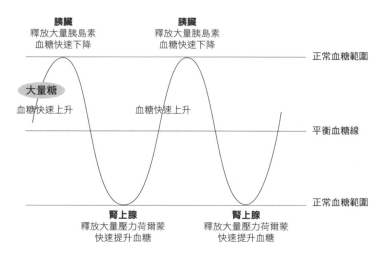

圖5：一整天快速上升下降的血糖圖

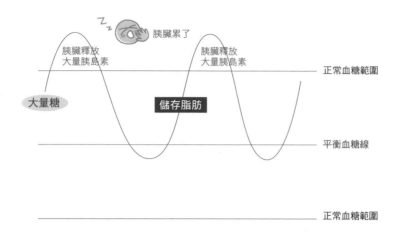

圖6：胰臟疲勞——血糖往平衡線以上移動並儲存脂肪

表1：

這些食物會快速化成糖		
● 五穀雜糧	● 根莖類蔬菜	● 瓜類
● 水果	● 加工食品	● 低脂的食品
● 豆類		

以就拚命運動，想藉運動來消耗熱量，去除脂肪。讓人喪氣的是，脂肪在身上的囤積，卻是擋也擋不住。

吃油不一定長油，過量碳水化合物才一定讓你長油

　　原來，卡路里代表能量，對人們來說它是減肥的工具，但對身體來說它卻是生存的工具；沒有能量，就沒有生命。當因減肥而讓自己捱餓時，身體並不曉得你是想擠進那件漂亮的衣服，它會誤以為是獵不到食物或正面臨饑荒。所以當一有剩餘的卡路里時，它就要瘋狂地儲存脂肪，因此會不停地復胖，而且比以前更胖。可是，為什麼身體以為我們獵不到食物

時，儲存的一定是脂肪呢？

　　身體會把剩餘的卡路里選擇儲存成脂肪，是因為雖然宏量營養元素裡蛋白質、油脂與碳水化合物都能提供能量，但身體燒一克蛋白質或碳水化合物，只能得四卡，可是燒一克脂肪，卻可以得九卡，比蛋白質與碳水化合物加起來的還要多。油脂提供身體的能量，穩定且持久，所以身體喜歡以脂肪來當儲備能量。以往我們認為只有碳水化合物能提供能量，是錯誤的觀念。碳水化合物、蛋白質和油脂，全都能提供能量，而且過多的碳水化合物、蛋白質和油脂，也全都能轉換成脂肪儲存，做為備用能量。

　　但是，由油脂轉成脂肪儲存和碳水化合物相比反而是很困難的。原因是，在宏量營養元素轉換成脂肪前，都要先轉成糖，其中，碳水化合物轉成糖的速度最快，再來是蛋白質。油脂轉成糖不但速度最慢，而且這個轉換複雜且困難。所以才會是碳水化合物轉成脂肪酸再儲存的速度最快、再來是蛋白質，最後才是脂肪（見圖7）。血糖震盪對這個過程也會有影響，因為雖然不管是碳水化合物、油脂，或是蛋白質都可能轉成糖，但因為只要

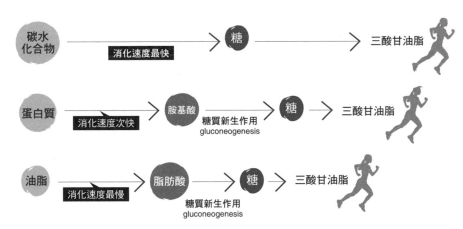

◎三酸甘油脂就是人體脂肪組織的基本建構原料

圖7：宏量營養元素合成脂肪速度圖

有胰島素在，它的工作就是儲存脂肪，所以不管吃的是什麼，胰島素過量，脂肪肯定過量，而最快讓胰島素升高的就是碳水化合物。

　　這個宏量營養元素分解到合成的過程就是所謂的新陳代謝（見圖8）。宏量營養元素經分解作用釋放能量，如果用不完的，再於細胞內經合成作用，組合成備用能量。所以，我們的身體並不是軀殼加管子，吃油就存油，或是吃油就把細胞膜或血管堵住。因為，在體內，不管我們吃的是那種油——飽和脂肪、非飽和脂肪、植物油、動物油、Ω3、Ω6——它們都要先在消化道內拆解成油脂的最小分子脂肪酸，才能放行進入血液與淋巴中循環；而蛋白質與碳水化合物，也都要分別分解為它們的最小單位，胺基酸與糖，這些最小單位的營養元素，才能乘坐血液或淋巴進入細胞。

　　細胞膜對誰能進得來是有選擇的，由於細胞膜本身是油脂做的，所以它對脂肪酸是直接放行的，但是對胺基酸與糖是不能直接放行的，因此胺基酸和糖就要分別靠著主動運輸與促進的擴散作用才能進入細胞。進入細胞後，這些營養元素才在細胞內不同的部位裡，依需求組合成不同的物質，去執行它們不同的任務。如蛋白質的組成是發生在細胞裡的粗面內質

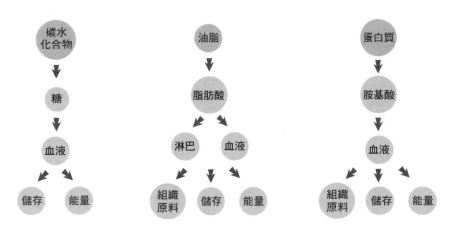

圖8：宏量營養元素從分解到合成的過程

網（rough endoplasmic reticula）；而油脂的合成則是發生在細胞裡的平滑內質網（smooth endoplasmic reticula）。不管它們其它的任務為何，碳水化合物、油脂及蛋白質卻都有一個共同的任務，那就是提供能量，而能量就代表了生命。

平衡血糖不可缺少油脂和蛋白質

生化運作原本的設計是，平衡的非精緻碳水化合物，如蔬菜，與天然油脂及高品質蛋白質一起合作，提供能量。碳水化合物提供迅速且即時的能量，因此有人形容燒糖就像燒紙，一下就點燃，快且猛，但不持久，所以運動員多被建議吃高碳水化合物飲食，以提供爆發力。油脂提供持久且穩定的能量，所以燒油時被形容像燒柴，不易燃，但燃了卻可以燒很久。蛋白質則視身體所需提供能量，也就是說，它可以彈性地支援突然增加的能量需求，或是支援穩定的能量供給。

當我們的油脂、蛋白質和碳水化合物攝取種類和攝取量都平衡時，我們的血糖也是平衡的。

因為碳水化合物消化成糖，而蛋白質與油脂則幫助平衡血糖，也就是說，蛋白質與油脂能幫助血糖震幅保持在一個狹小的範圍內。油脂中屬飽和脂肪平衡血糖的能力最強，因此得名「飽」和脂肪，所以吃飽和脂肪比不飽和脂肪容易有飽足感。如果一個人吃了一頓均衡的早餐，有肉，有油，有青菜，如果有澱粉也是用來承載好油的，這肉和油如果抵得過青菜和澱粉化成的糖，那他血糖上升的速度就會很緩慢，因為蛋白質和油脂，能放慢糖的消化速度。就好像，如果我們吃一塊麵包大概二十分鐘就餓了，但是如果加個蛋和一塊肉，裡面再塗一點奶油，大概可以撐三到五個小時。

當我們吃得平衡時，由於血糖上升的速度慢，胰臟的貝他細胞（beta

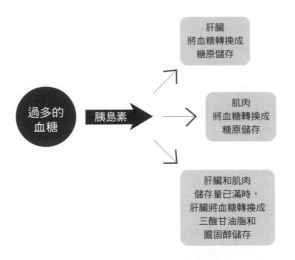

圖9：過多的血糖最後合成脂肪

cell）就有時間反應到底有多少糖進入血液，斟酌胰島素需要釋放的量。胰島素用鑰匙插進細胞的接收器裡，細胞的門就開開讓糖進入，變成能量使用。如果當下所需能量已經足夠，那麼剩餘的糖就在肝臟和肌肉被轉換成糖原儲存，如果肝臟和肌肉的儲存量都已經滿了，那肝臟就把剩下的糖轉成三酸甘油脂（也就是脂肪）和膽固醇儲存起來（見圖9）。

這就是為什麼碳水化合物一吃多，三酸甘油脂就上升的原因。因為碳水化合物變成糖，再合成三酸甘油脂的速度最快，由於速度最快，所以合成的量也最大。

當血糖都被利用與儲存後，血糖就慢慢地下降。血糖緩慢下降低過平衡線時，這個人就會感到饑餓，但因為下降速度慢，所以雖然會感到饑餓，卻不會難過。這個時候胰臟的阿爾發細胞（alpha cell）會緩慢地釋放高血糖素（glucagon）。高血糖素刺激肝臟把糖原轉回血糖釋回血液提供能量，它同時刺激肌肉轉換糖原回血糖，供肌肉組織使用。這個時候，三酸

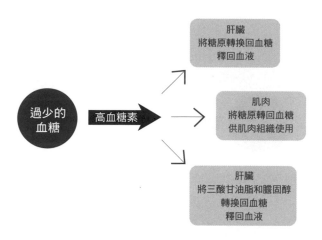

圖10：血糖低過平衡線高血糖素促進能量釋放

甘油脂與膽固醇也能被肝臟轉換回血糖釋回血液（見圖10）。這些措施都能慢慢地把血糖提起來，一直到這個人吃到東西為止。

不停震盪的血糖是內分泌失調的元凶

血糖上下震盪幅度小、速度緩慢，我們稱之為平衡血糖。由於血糖上下震盪緩慢，所以胰臟和肝臟不需要在短時間內製造大量荷爾蒙，不易疲倦，臟器就不會受傷。一個人的血糖如果是平衡的，他的血糖曲線就會很平緩。

當血糖在平衡線上時，胰島素就出來工作，它的功能是合成脂肪，儲存能量。而當血糖掉到平衡線下時，就是高血糖素而不是壓力荷爾蒙出來工作，高血糖素的功能是釋放脂肪裡的能量，所以，它能燃燒脂肪。所以如果一個人吃得平衡，他的血糖也就是平衡的，當血糖平衡時，它在平衡線以上時就儲存脂肪，它在平衡線以下時就燃燒脂肪，也就形成了體內脂肪儲存與燃燒的平衡狀態，所以他的身材應該是穠纖合度的（見圖11）。

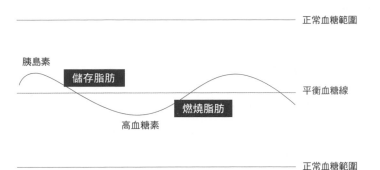

圖11：血糖平衡脂肪的儲存和燃燒就會平衡

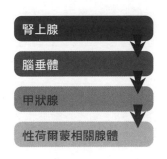

圖12：內分泌系統官階圖

　　但是大家都不敢吃油，餐餐不平衡，沒有蛋白質和油脂平衡大量的碳水化合物，血糖都是成天大力上下震盪。血糖不停大力震盪，除了胰臟會受傷外，分泌荷爾蒙的腎上腺也會受傷。腎上腺是內分泌系統中官階極高的老大哥，它一傷，它下游的各個腺體都會大受影響（見圖12）。就這樣，內分泌系統開始亂了，內分泌一亂，諸如皮膚問題、身高問題、甲狀腺亢進、甲狀腺機能減退、提早進入更年期、更年期的各種不適症狀、男人掉髮、女人長毛、生育問題、性慾減低、性功能問題等，就全都逃不掉。

營養與性的親密關係

　　從我心理門診的經驗裡來看，性這事在親密關係中大概只占一〇％。但是，當親密關係沒有性的時候，它就會一下子膨脹成九〇％，事事都跟它有關了。所以，我常需要花極大部份的門診時間討論性關係，有一度，我差點要再去考一個性治療師的執照。但我萬萬沒有想到，待我換了跑道，從心理診療轉成了營養治療後，雖然我從沒問過大家的性生活，但是大家卻堅持要跟我分享。跟心理門診不同的是，現在大家有的都不是抱怨，他們是難掩滿足與興奮。

　　如果仔細想想，就不難理解為什麼當大家把油脂加回飲食後，性生活都變得豐富了。

　　性荷爾蒙本身就是以膽固醇為原料，而膽固醇又是油脂做的。所以，油脂與膽固醇攝取量足夠時，性荷爾蒙也才有平衡的機會。油吃夠了，脂肪酸就能平衡，脂肪酸一平衡，礦物質也才有平衡的機會，礦物質平衡了，各大以不同礦物質為軸心的腺體，也才可能正常運作。所以大家所熟知提高性慾的食物，多有豐富的膽固醇與礦物質，如生蠔。生蠔有極豐富的膽固醇與鋅，鋅則是護航攝護腺的主要礦物質。

　　我常常看到病患花許多時間生龍活虎地描述自己嶄新的性生活。其實，當個營養治療師，我實在不需要知道如此多的細節，但是我不忍打斷他們。對我來說，這是病患飲食調整後帶給門診的「副作用」，但我必須要說，這真是個甜蜜的負擔。

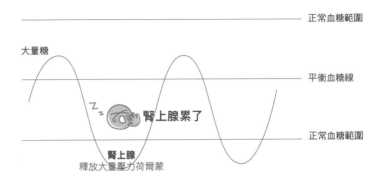

正常血糖範圍

大量糖

平衡血糖線

腎上腺累了

正常血糖範圍

腎上腺
釋放大量壓力荷爾蒙

圖13：血糖往平衡線以下移動造成腎上腺疲勞並燃燒脂肪

換言之，如果腎上腺比胰臟先燒掉，那血糖就會往下移動，形成低血糖。由於血糖多盤桓在平衡線下，就會不斷地燃燒脂肪，這樣的人通常怎麼吃都吃不胖，跟肥胖的人，其實是有著一體兩面的困擾。這樣的人，通常都有低血糖的問題（見圖13）。

朝碳水化合物一面倒的飲食金字塔，不但把大家都扔進血糖與體重的惡夢中，且當油脂這樣重要的宏量營養元素被趕盡殺絕時，體內有許多重要的生化過程，也就一併被扼殺掉了。除了血糖開始失衡，脂肪酸和礦物質也開始一起不平衡，再加上脫水以及消化系統停擺，這就是造成現代慢性病五大病根的原因（見表2）。

表2：

血糖不平衡症狀		
☐ 夜裡醒來難入睡	☐ 夜裡常醒來	☐ 很難入睡
☐ 很想吃澱粉	☐ 狼吞虎嚥	☐ 食量過大
☐ 下午很想喝咖啡或吃甜的	☐ 下午很睏	☐ 很想吃甜的
☐ 餓時手抖	☐ 餓時脾氣大	☐ 如果沒吃就會頭痛

慢性病五大病根二——脂肪酸失衡

脂肪酸是油脂分解後的最小單位，其他營養元素是被小腸吸收後直接進入血液，但是體內有部份的脂肪酸，是乘坐淋巴從胸導管（也就是體內最大的淋巴）回到血液後，才進入肝臟。所以油脂攝取種類與攝取量不足時，或是油脂的品質低劣時，淋巴系統的運作必定不順暢。除此之外，淋巴的運行不像血液，沒有心臟這樣的幫浦推動，都是靠肌肉與骨骼活動擠壓來推動。因此，活動不足的人，淋巴系統也會出問題。

脂肪酸在體內的功用很多，如做為細胞膜的原料、製造前列腺素、膽汁、提供能量等等。油脂攝取不足時，以上的功能都會受損（見圖14）。細胞膜的品質決定了細胞的滲透性，它會影響養份和廢物的進出，如果滲透性

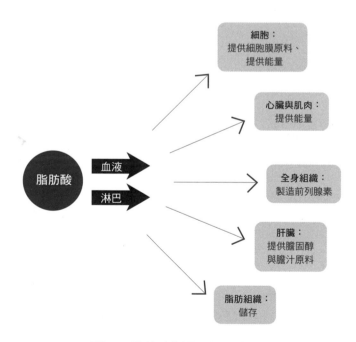

圖14：脂肪酸在體內的各種作用

不良，就會造成養份進不來、廢物出不去，嚴重擾亂生化運作。心臟最喜歡的能量是油脂提供的，因為它穩定且持久。近期的研究證明，在沒有碳水化合物提供能量的情況下，腦部使用油脂提供的能量，也非常有效率，一樣的原因，因為它持久且穩定。膽固醇的原料是油脂，而膽汁的原料是油脂和膽固醇，兩者都包括在內。所以不吃高品質的油脂，膽肯定要堵塞，膽一堵塞，肝臟也跟著一起塞車。沒有了高品質的膽汁，就無法分解任何油脂，買再貴的魚油來吃，也無法分解、吸收。而前列腺素[1]掌控了我們體內的修復大計。大家都知道一直發炎不好，許多嚴重的疾病都是這樣來的，癌症是其中一種。但是，大部份的人都不知道，發炎其實是身體復原的過程，而要讓發炎和消炎運作順暢，我們需要的原料，就是大家都不敢碰的油脂。

身體自癒的第一步從發炎開始

當你被割傷時，細菌從皮膚的傷口趁機而入，血管便在傷處開始擴張，好讓白血球能趕到現場殺菌，養份也能及時送達。因為充血，所以傷口紅腫，溫度升高，升高的溫度也可以幫助殺菌。等白血球把細菌殺死，有些便跟著細菌一起陣亡，這時傷口就會流膿，好把這些死的組織一起排掉。這，就是發炎的過程。等傷口以膽固醇為原料修復完畢，做了一個漂亮的疤，血管退回去，紅腫就消了，傷處也不發熱了。這，就是消炎過程。而前列腺素便是負責下達發炎或消炎指令的，因為發炎＋消炎＝痊癒。

除了體外，體內有損傷時也會引起發炎。細菌、病毒入侵，或是酸血

註1：前列腺素在身體裡最早被發現地點是前列腺，因此有這個讓人混淆的名字，其實大部份的細胞都能製造前列腺素。它在人體內有許多作用，其中之一是在身體的痊癒過程中扮演讓身體發炎和消炎的角色。

腐蝕血管壁時都有可能引起發炎。發炎就是痊癒的開始，所以，當細菌、病毒入侵時，我們會發燒，升高的溫度不但能殺菌，也能調度骨頭裡的鈣質。鈣質是白血球的好幫手，可以幫助殺菌。等細菌、病毒殺死了，死的菌與已陣亡的白血球就跟著膿一起排出體外，這時就會流鼻水、想咳痰。這，就是發炎的過程。等病菌都排出了，身體就開始消炎了，那時我們就會退燒，病也就好了。如果遇到酸血腐蝕血管壁這類的內傷，發炎就是拉警報，讓肝臟送膽固醇坐著 LDL（低密度脂蛋白）前來修補。修補的過程中，也會有受傷的膽固醇，再坐著 HDL（高密度脂蛋白）回肝臟送修，發炎後就開始消炎。一樣的，發炎＋消炎＝痊癒。這就是我們免疫系統利用發炎與消炎來抵禦外敵，以及修復內傷的機制。

痊癒發生在前列腺素組成過程（prostaglandin formation）裡。在這個過程裡有三種途徑：PG1、PG2、PG3，各種途徑都是以不同的脂肪酸領隊啟程的：Ω6、動物性油脂和 Ω3。動物性油脂引領 PG2 發炎管道，Ω3／6 各引領 PG1／PG3 消炎管道。在身體裡，消炎和發炎應是輪著來的。PG2 發炎是為了要調度養份與召喚膽固醇的，等體內痊癒了 PG1 和 PG3 就會下令消炎（見圖 15）。

不吃油身體復原機制必然缺乏原料

這就是為什麼有那麼多人被告知，吃肉會造成發炎。沒錯，動物性油脂裡的花生四烯酸是發炎的原料。但是，大家不知道的是，動物吃對的食物時，它的油脂成份複雜、平衡且豐富。地球上吃綠色植物的草食動物，都有能力製造 Ω3，就像深海魚吃海藻有豐富的 Ω3 一般，吃草牛、羊的肉中也含有豐富的 Ω3。這樣的 Ω3 是以 DHA／EPA 存在的。這樣一來，吃高品質的肉時，多是發炎與消炎原料一起下肚，確保復原機制在體內運作順暢。ALA 是植物性的 Ω3，它在人體內的轉換沒有 DHA／EPA 這樣

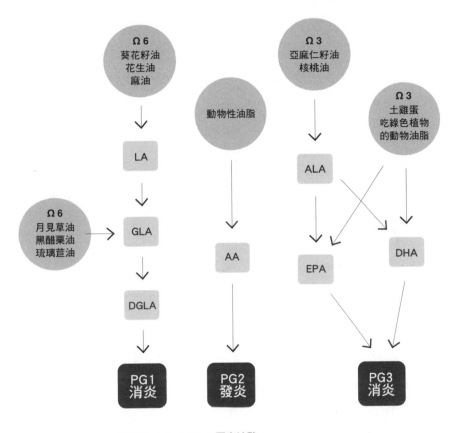

LA (Linoleic Acid) ＝亞麻油酸

GLA (Gamma Linolenic Acid) ＝ γ - 次亞麻油酸

DGLA (Dihomogamma Linolenic Acid) ＝雙碳次亞麻油酸

AA (Arachidonic Acid) ＝花生四烯酸

ALA (Alpha Linolenic Acid) ＝ α - 次亞麻油酸

EPA (Eicosapentaneoic Acid) ＝二十碳五烯酸

DHA (Docosahexaenoic Acid) ＝二十二碳六烯酸

圖15：人體發炎與消炎的途徑

的動物性 Ω3 來得快。主要原因是在人類進化過程中，是食草動物先吃植物，把植物 Ω3ALA 轉成 DHA ／ EPA，人類再吃這些動物，得取動物性 Ω。所以我們吃植物性 Ω3 時，就多了一道轉換手續，而動物性 Ω3 在人體內的轉換卻是迅速且有效率的，所以，動物性的 Ω3 是人體內促進消炎的首選。這讓吃綠色植物的肉、奶、魚類，以及吃蟲的雞所生的雞蛋，全都成了消炎的最佳食品。

　　像飲食金字塔的建議不吃油，會讓復原機制因缺乏原料而陷入困境；再加上不吃油，會把血糖推向不平衡，這整個機制就會大亂。血糖一震盪，胰島素總是在血液裡循環。過量的胰島素可以把 PG1 消炎管道的 DGLA 直接轉成發炎管道的 AA，消炎管道走不完，反倒變成了發炎。這就是為什麼吃高碳水化合物飲食的人，都有發炎發個不停（chronic inflammation）的現象。體外看得見的傷口，紅腫不消；體內看不見的傷口，發炎過度，再加上原料不齊，細胞膜的生成不全，使得細胞的身份不明（細胞膜上的醣蛋白類〔glycoprotein〕以及醣脂類〔glycolipid〕通常是細胞身份的標誌〔cell identity marker〕），身體誤把自己人當敵人，形成自體免疫系統的問題。同時，在長期發炎的環境下，細胞容易病變由炎轉成癌。所以，以往癌症才會又稱炎症（見圖16）。

　　除了胰島素會持續讓體內發炎不止外，現在市場上大力提倡的植物油，也同樣能讓體內發炎不止。原因是，人體 Ω3 和 Ω6 的攝取比例應是 1:1。但是大家大量使用葵花籽油這類 Ω6 豐富的油做菜，而且加工食品為了討好消費者，都捨棄穩定的動物性油脂，全改成以 Ω6 豐富的植物油加工。再加上牛羊，甚至魚類都開始餵食玉米，而非海藻與青草，所以劣質動物性油脂中的 Ω3 含量低，而 Ω6 過高。就像不吃蟲的雞下的蛋，Ω3 與 Ω6 的比例是 1：20。高品質的肉類、奶類與雞蛋 Ω3 含量都很高，Ω3 與 Ω6 的比例大致是 1：1。以上各種原因都造成了 Ω 攝取不平衡，現代人食

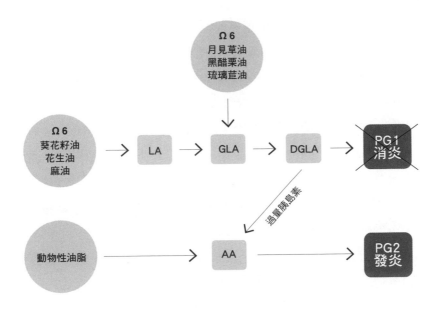

圖16：過量胰島素會導致長期發炎

用 Ω6 和 Ω3 的比例最後變成了 25：1。不只如此，一般做菜用的植物油由於萃取的方法不當，上架時都已餿掉了，所以還要再加上去味與漂白等的化學手續。這樣的油吃久了，不但不能完成發炎或消炎的使命，以及變成細胞膜、完成提供能量等任務，而且它還會破壞脂肪酸原本的正常運作，使得細胞膜、膽固醇，以及膽汁的品質低劣。

發炎和消炎是大自然精心設計的同一個過程

由於發炎與消炎其實是同一個過程，它並不是兩個獨立的過程，所以在考慮什麼食物與藥物能加速痊癒速度時，我們有一個指標要衡量，那就是它是促進痊癒過程，還是打斷痊癒過程？

好比土雞湯、大骨湯，這種湯裡的離子鈣（能立即被身體利用的鈣）豐富，是白血球有效執行任務的良伴。由於它幫助處理免疫系統的工作程

序，因此我們可以說它其實是促進發炎的，就好似動物性油脂中的花生四烯酸一樣，是促進發炎的。可是，發炎和消炎是同一個過程，所以，當發炎加速，也就比較快速進入消炎，整個痊癒過程就縮短了，而這個過程就是生病的過程，所以吃這類營養豐富的食物，是縮短生病時間最好的方法。因此，對抗病毒時，拿雞湯與營養豐富的食物與西藥相比（抗生素只能殺細菌，不能殺病毒），高品質食物的效用總是遠超過藥的。同理，如果能加速消炎，也就表示能加速痊癒。好比高量的維生素 E 與 P 或是高品質的 $\Omega3$ 和 $\Omega6$ 能促進消炎，因為消炎加速了，也就把整個痊癒過程縮短了。吃高品質的動物性食物，可同時攝取到發炎與消炎原料，因此可以加速痊癒。

我們再拿消炎藥與類固醇類的藥物做例子，它們不是以促進發炎或促進消炎來加速這整個過程，它們是把整個過程打斷。這樣的藥物阻斷身體發炎，既然前面的過程被打斷了，那後面的過程也無法完成。由於發炎與消炎是一個過程，沒有了發炎，也就沒有了消炎，因此痊癒就不可能完成。所以，一開始生病，就濫用這些藥物，也就是把身體自癒的機制整個打斷。這就是為什麼，當我的病患開始飲食平衡，免疫系統恢復力量後，以往受損沒有痊癒的地方，就開始大發炎，這就是所謂的恢復反應（見277 頁）。原來關節受損的現在水腫不已、肝原有損傷的現在進入嚴重發炎、胃原有損傷的現在又開始潰爛、坐骨神經原有損傷的現在發炎站不起來、內分泌調整時黑血流不止，也有可能在那個時候子宮、卵巢起腫瘤、要不就全身起疹子、連腦部有舊傷的地方，都可能因發炎水腫壓到神經。很多人就在這個重要時刻又開始吃藥，這次吃藥，就要把藥劑加重，才能再次阻斷發炎。但是，由於身體一有餘力，就又會回來修復原來沒有修復完全的地方，所以，這樣的人，就一天到晚在對抗發炎的問題，症狀總是不停復發，因為他從來沒有讓痊癒過程走完。

發炎和消炎是一個過程，不是兩個結果。它是經過精心設計的，是歷經百萬年進化而來的，每一個步驟都有它的用意，可是我們現在卻很喜歡用藥物把這個神奇的過程打斷。如果你了解了發炎與消炎各自的功用，清楚了它其實是一個完整的過程，你就會珍惜身體自癒的能力，也才會知道，會生病，是件多麼幸福的事！這是為什麼說，人的免疫系統要有力氣才能生病。免疫系統脆弱的人，從不生病，而這種人只要一病，一定是大病。所以，不生病，不代表健康。健康的人，生病時所需復元的時間不長，產生併發症的機率很低，且復發的頻率很小。所以，要健康，靠不停控制體外的環境，如拚命殺菌、躲病毒，是很無效的。要健康，就要均衡攝取營養豐富的食物，讓身體的自癒系統，讓消炎、發炎的過程，運作自如（見表3、表4）。

表3：

打斷痊癒過程的元素
● 反式脂肪　● 阿斯匹靈　● NSAIDS（像泰諾寧類的藥）　● 酒精　● 類固醇

表4：

脂肪酸不平衡症狀		
☐ 很想吃肥的、油的	☐ 皮膚乾燥	☐ 很容易曬傷
☐ 肌肉很容易疲倦	☐ 傷口不容易痊癒	☐ 頭皮屑多
☐ 易發炎不止	☐ 易閃到腰	☐ 經痛

◎以上許多症狀亦可能是礦物質不平衡時的症狀，因為脂肪酸的平衡會直接影響礦物質的平衡。

慢性病五大病根三——脫水

飲食金字塔裡，什麼都列了，就偏偏把最重要的營養元素給漏掉了。

大家喝牛奶、喝果汁、喝茶、喝咖啡，卻不知道它們都是脫水飲料。只有純水，才是身體最需要的，畢竟，水占體內組織的六〇％。

水在體內存在於三個地方，第一是在細胞裡，第二是在血管裡，第三是在細胞和血管間，這裡的水又叫自由水（見圖17）。

水在這三處間移動靠的是電解質與滲透壓。電解質也就是礦物質，它很重要，因為它掌控身體裡的滲透壓方向。滲透壓簡單地說，就是多的水分子經過薄膜朝少的水分子處移動。身體裡的水，是跟著礦物質走的，因為礦物質多的地方，水分子就少，水就會往那裡流（見圖18）。

自由水受細胞和血管調度。細胞吸引自由水的方法，就是保留電解質鉀。細胞裡的鉀一多，自由水就從細胞外往細胞裡走。而血管也是以同樣的方法吸引自由水，只是它是保留電解質鈉。血管裡的鈉一多，自由水就往血管裡走（見圖19）。鈉就是鹽，這就是為什麼中東國家把鹽礦當金礦，因為在這些炎熱的國家裡，天然鹽是重要的保水營養元素，沒有它，體內就保不了水。但是，飲食金字塔卻大力地建議少吃鹽。

當我們純水攝取量不足時，體內的自由水量偏低，細胞和血管都會因

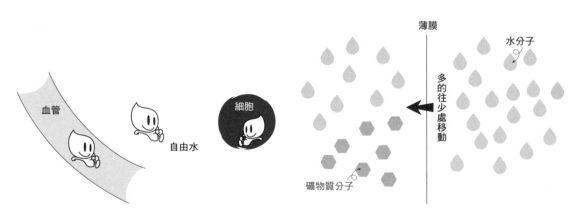

圖17：體內水存在的地方　　　　**圖18：水會朝礦物質多的地方流**

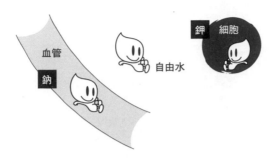

圖19：鉀和鈉在血管和細胞內調度自由水

為無法即時調度水份而造成脫水的狀況。我們的細胞脫水時，生理化學反應就會極度不順暢。且血管脫水時就等於血量下降，因為血液裡九一・五％的血其實是水。所以脫水就等於是缺血。缺血時，各部位組織供氧不足，養份供給與廢物移除都困難。可以說，全身的生理化學運作都會因脫水而暫時停頓。

最能反應脫水直接影響生化運作的症狀，要屬脫水對食慾的影響。脫水時，該餓時我們常會吃不下，但是不該餓時，我們常會無法控制地吃過量。所以，如果你餓時無法控制食量，除了檢視自己的血糖外，也要計算一下自己的喝水量足不足夠。除此之外，水的攝取量，還會影響我們的專心程度、記憶、血糖、精力、情緒。脫水同時負面影響骨骼、肌肉、神經與消化系統的健康。

脫水也會造成血管內閘門（lumen）的關閉。血管內都有一段段的小閘門，隨著血量的多寡而開關。如果長期脫水形成缺血，閘門就只好一直關閉。閘門的後段組織沒有血水就沒有氧氣供給，更沒有養份，廢物亦排不掉。在這樣惡劣的環境裡長出來的細胞，跟在惡劣環境裡成長的人一樣，兇猛且不知他人的界限。這樣的細胞很容易變成腫瘤，碰到其他的細胞不知停止生長，還繼續搶地盤。癌細胞不只是喜歡在無氧環境下生長，而且它們喜歡酸性環境。人們不喝水卻老吃會變成糖的食物，真是給癌細

表5：脫水症狀

輕微脫水症狀		嚴重脫水症狀	
☐ 疲倦	☐ 焦躁	☐ 胃食道逆流、胃潰瘍	☐ 關節疼痛
☐ 不耐煩	☐ 憂鬱	☐ 背痛	☐ 偏頭痛
☐ 嗜食	☐ 抽筋	☐ 纖維肌痛症	☐ 便祕
☐ 頭痛	☐ 沒有口渴警訊	☐ 腸炎	☐ 痛風

胞製造溫床，因為糖不但會快速使血液變酸，它還是癌細胞的主食（見表5）。

慢性病五大病根四──礦物質失衡

　　不吃油，脂肪酸失衡，我們的礦物質也會跟著失衡，因為脂肪酸是幫助礦物質跨越細胞膜的物質，沒有脂肪酸，就算我們有足夠的礦物質，身體也無法有效利用。這是為何我滴油不碰的門診病人，都有非常嚴重的骨骼、肌肉問題。

　　我們大部份的礦物質都儲存在骨頭裡備用。既然是備用，那身體一定有辦法可以從中取出來讓組織使用，也有管道可以把它放回去，這就是所謂的骨頭重建過程（bone remodeling）。成骨過程（osteoblast）是把礦物質放回去，而蝕骨過程（osteoclast）是把礦物質拿出來用，兩者在體內每時每刻都在進行。這兩個過程交替，好確保我們的骨頭長保年輕。所以礦物質不平衡跟骨骼方面的疾病息息相關。但是，由於礦物質有多重功能，所以它的影響力不只限於骨骼健康。

　　礦物質的利用與吸收極度依賴其他因素的協助，我們稱這些元素為輔助因素（co-factor）。所以，即使礦物質攝取種類平衡，量也足夠，但是，如果輔助因素不足，依舊會直接影響體內礦物質的吸收與利用。輔助因素

包括：1. 血糖平衡、2. 脂肪酸平衡、3. 充足的水份、4. 礦物質平衡。

第一輔助因素：血糖平衡

血糖的平衡會直接影響礦物質的平衡，因為一個血糖分子，要靠二十八個鎂分子才能帶離血液。糖一吃多，鎂就流失得快。鎂是體內七大礦物質之一，七大礦物質分別是鈣、磷、鉀、硫、鈉、氯和鎂。由於礦物質之間有著錯綜複雜的關係，有時一個多，另一個就少，所以鎂一失守，當然就全盤大亂，身體就算想有效利用礦物質，也缺乏對的原料。

另外，血糖一升高就會讓血液變酸，影響血液的酸鹼度。血液酸鹼和血糖一樣受身體嚴格掌控，因為生理化學的運作，需要的是範圍很狹窄的酸鹼環境。另外一個血糖受身體嚴格掌控的原因是酸血會侵蝕血管壁，使得血管壁變薄。血液的酸鹼是由鈣來平衡的，因為鈣是鹼性的，它可以中和酸血。在正常運作的情況下，血液裡鈣質降低時，副甲狀腺生產副甲狀腺激素（parathyroid hormone，簡稱 PTH）啟動蝕骨過程，鈣質從骨頭裡釋放，回到血液，血液中的酸被中和，血液酸鹼得以獲得平衡。等到鈣質升高到一定程度時，成骨過程就會被啟動，把血液中過多的鈣放回骨頭內。但是，如果血糖震盪過度頻繁，那麼骨頭裡儲存的備用礦物質就會流失得很快（見圖 20）。

除此之外，血糖一不平衡，第一個傷到的就是在內分泌腺體裡官階極高的腎上腺。腎上腺一不對勁，其他腺體的功能全部都要受影響，荷爾蒙就大亂。成骨和蝕骨過程都是荷爾蒙下的指令，四種參與骨頭重建過程的荷爾蒙是：副甲狀腺激素、甲狀腺產出的降血鈣素（calcitonin）、腎上腺產出的礦物質激素（mineralocorticoids），以及性荷爾蒙。這就是為什麼當血糖大力震盪時，荷爾蒙就亂，而荷爾蒙一亂，礦物質在體內的利用，也就東倒西歪。

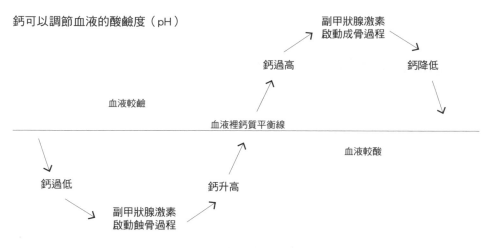

鈣可以調節血液的酸鹼度（pH）

副甲狀腺激素
啟動成骨過程

鈣過高

鈣降低

血液較鹼

血液裡鈣質平衡線

血液較酸

鈣過低

鈣升高

副甲狀腺激素
啟動蝕骨過程

圖20：身體藉由成骨及蝕骨過程調節血液酸鹼度

第二輔助因素：脂肪酸的平衡

脂肪酸不平衡是造成礦物質不平衡最普遍的原因。大部份人油吃得很少，不但少，而且種類很不平均。由於細胞膜是油脂做的，所以只有脂肪酸能帶著礦物質跨越細胞膜，進入組織，被有效利用。所以沒有了油，細胞就沒有礦物質可以利用。

脂溶性維生素 A、D、E、K 是靠油脂來吸收，所以脂肪酸不平衡對這些維生素的吸收不利。維生素 D 與副甲狀腺合作，維持鈣在血液裡的含量，直接影響體內礦物質平衡。但是，如果油脂吃得不夠多，吃再多維生素 D 也吸收不到礦物質。也就是說，吃再多瓶維生素 D 加鈣的組合保健品也一樣沒有用。因為不吃油維生素 D 無法溶解，就不能幫助鈣的吸收。

其實人體最大宗維生素 D 的來源是太陽。陽光的 UV 照到皮下脂肪，膽固醇就會轉換成維生素 D。但是現在大家都被防曬油公司教得太好了，沒有人敢曬太陽。其實，人會被曬傷都是因為太久沒曬太陽，皮膚沒有保護色，或是水喝得不夠多、油吃得不夠多，皮下沒有一層水和油保護以調

節溫度，當然容易曬傷。 不過，長時間曝曬還是要擦防曬油，以免曬傷。

第三輔助因素：充足的水份

　　沒有一樣生理化學的生成，能夠離得開水。沒有水，礦物質的有效利用，是無望的。不只這樣，沒有了水，礦物質還有很多機會在體內亂找地方累積鈣化、結石。所以不喝水、不吃油，還猛喝高湯、猛吞鈣片的人，不是骨刺亂長、腳變形，就是不斷產生結石。

第四輔助因素：礦物質平衡

　　大部份人的問題都不是礦物質攝取量不足，問題多是出在礦物質攝取種類的不平衡。礦物質的關係複雜，如果沒有確實檢測體內需要的礦物質，隨便吞鈣片或其他礦物質，很容易就造成礦物質失衡，當礦物質失衡時，它們之間的合作和對抗關係就會大亂，造成各種疾病症狀（見表6、表7）。

表6：可能造成礦物質不平衡的飲食來源

精鹽	摻氟的水
礦物質平衡的天然鹽被加工後，只剩下氯化鈉一種成份。早年為了避免甲狀腺腫大，鹽中也常摻碘。長期食用，鈉和碘量易過度，造成其他礦物質的流失。	氟是一種礦物質，摻氟的水含量過高，易使體內其他與它對抗的礦物質流失。

表7：

礦物質不平衡症狀				
☐ 常骨折	☐ 有腕管綜合症	☐ 比以前矮	☐ 腿、腳趾抽筋	☐ 嘴唇易長疱疹
☐ 關節疼痛	☐ 骨刺	☐ 早晨僵硬	☐ 很想吃巧克力	☐ 指甲上有白點
☐ 貧血	☐ 乾眼、口，或鼻	☐ 很容易嗆到	☐ 吞嚥困難	☐ 膀胱無力
☐ 味覺很遲鈍	☐ 入睡時身體抽搐	☐ 很容易閃到腰		

慢性病五大病根五——消化系統停擺

　　飲食金字塔提倡不吃油，卻要大家吃大量的碳水化合物，除了會把血糖、礦物質、脂肪酸推向不平衡外，缺乏高品質的油脂，對我們消化系統的損傷，是難以想像的。

　　腦子藉食物色、香、味的刺激，接收到人們在吃東西的訊息，開啟消化液的分泌。

　　食物由嘴進入，經咀嚼下肚。在胃裡，胃酸的強酸促使蛋白質分解。食物進入小腸，這時，酸度足夠的胃酸與食物中的油脂刺激膽汁的釋放。膽汁由肝臟製造，從膽囊噴出，用以分解油脂。胃酸亦刺激胰液由胰臟釋出，鹼性的胰液中和從胃來的酸，好保護不喜歡酸的小腸。食物分解後，小腸吸收，進入大腸。膽汁則刺激大腸蠕動，以利排便（見圖21）。

　　這整個過程，都會因為缺乏油脂與攝取過多的碳水化合物而停擺。由於膽汁的原料是膽固醇，而膽固醇的原料是脂肪酸，也就是油脂。我們不吃油，肝臟就沒有製造膽汁的原料。再加上喝水不足及碳水化合物攝取過量，原本應該是水狀的膽汁，變得濃稠。膽汁噴擠不出來，堵住膽，也一併把製造膽汁的肝臟堵住了。這時候，膽結石、肝臟排毒不利等問題就全都出來了。沒有膽汁，幾乎所有的油脂都無法分解。至此，脂肪酸一定失

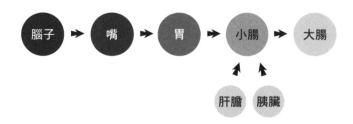

圖21：消化系統的簡化圖

去平衡。

　　就如前述，脂肪酸一失衡，礦物質就一起失衡，因此，體內礦物質——鋅——的利用與保存，就會出問題。鋅是胃酸的原料，胃酸製造不足，蛋白質無法分解完全，位於胃與小腸間的幽門就不敢放行沒有消化完畢的食物。坐在胃酸裡已消化成糖的碳水化合物，一遇酸就開始起泡泡，食物下不去，就往回跑。這時，我們就開始漲氣、打嗝。胃酸不足，無法刺激膽汁釋出，至此，沒膽汁就沒脂肪酸，沒脂肪酸就沒礦物質，沒礦物質就沒胃酸，沒胃酸膽汁就出不來，形成一個惡性循環。胃酸不足，也無法刺激胰液釋出，無法中和進入小腸的胃酸，十二指腸潰瘍就來報到了。膽汁出不來，就無法刺激大腸蠕動，因此，不吃油的人，吃再多青菜很多時候也無法順利大便。

　　就這樣，這個為我們接收外來生理化學原料的系統，因為不吃油和食用過量的碳水化合物，現在整個停擺了。等消化系統一停擺，吃得再好也沒用，因為全都吸收不到。吃得到卻吸收不到，就必定營養失衡，營養一失衡，生理化學的運作就受阻。這就是為什麼如果消化不良，病症就會一個接著一個地來（見表8）。

表8：

消化系統停擺症狀			
☐ 漲氣打嗝	☐ 胃食道逆流	☐ 惡性貧血	☐ 飯後想睡覺
☐ 潰瘍	☐ 頭暈	☐ 嘴巴苦苦的	☐ 吃油會噁心
☐ 排便問題	☐ 真菌感染	☐ 過敏	☐ 痔瘡

膽固醇不是健康殺手

工業革命之前,人們多死於意外與傳染病。西藥騎著白馬,帶著抗生素的發現,拯救了成千上萬人的性命,以及他們家人的眼淚,奠定了西醫在人們心中崇高的地位。但在工業革命後,疾病的類型起了極大的轉變,心臟病、糖尿病、痛風、癌症等慢性病的比例比起過往越來越高,而且還有持續增加的趨勢,科學家們拚命往顯微鏡下找,卻找不到可以怪罪的病菌。

科學家在顯微鏡下找不到慢性病的病根,是因為它是吃出來的,是我們食物的種植、養殖方法不當,人們飲食極度不均衡,捨棄天然原始的食物,大量攝取加工食品造成的。它不是外來的病菌引起的,而是上述五大生化過程失衡的結果:

1. 血糖失衡

2. 脂肪酸失衡

3. 脫水

4. 礦物質失衡

5. 消化系統停擺

幾乎所有的現代慢性病,都可以在這五大病根裡找到解決辦法。

我的病患開始調整飲食,均衡攝取碳水化合物、蛋白質,以及天然油脂後,通常都精神變好,身材變好,心情變好。大家大口地吃蹄膀,盡情享受美食,卻經常在改變食物後第一次去驗血時,嘎然停止。因為醫生通常會大力警告:「膽固醇會堵塞血管哦!不可以吃油哦!」那醫生建議我們吃什麼呢?左頁是一份某醫院發給病患的建議單(見圖 22)。這份醫院教育如何降膽固醇的傳單上寫著:「最好選第一組或第二組;第三組少吃。」第一組裡建議:天使蛋糕、蘋果派。第二組裡有冰淇淋、巧克力蛋糕、水果

食 物 中 膽 固 醇 含 量

每100公克食物所含膽固醇的量，按膽固醇含量的高低分為三組

最好選第一組 或 第二組；第三組少吃

第 一 組（毫 克）		第 二 組（毫 克）		第 三 組（毫 克）	
蔬菜類	0	海蜇頭（水發）	5	蟹肉（罐頭）	101
水果類	0	調味奶	13	連魚（白）	103
五穀類	0	全脂奶	14	雞油	107
植物油	0	可可	14	豬舌	116
瑪琪琳	0	海蜇皮（水發）	16	牛肚	132
豆製品	0	鮭魚（罐頭）	35	沙丁魚	140
蛋白	0	冰淇淋	40	干貝（蒸）	145
天使蛋糕	0	巧克力蛋糕	43	雞血	149
蘋果派	0	水果蛋糕	47	蝦仁	150
海參	0	牡蠣肉（生）	50	明蝦	150
脫脂奶	2	鱒魚肉（生）	55	河蝦	158
脫脂奶粉	22	香腸	60	豬心	158
（相當於4杯）		鮪魚（油漬）	65	豬肚	159
酸酪乳	7	白鯧魚	68	螺肉	161
		大黃魚	79	豬肉鬆	163
		雞胸肉	80	檸檬派	169
		草魚	81	鴨腌	180
		鯉魚	83	豬大腸	180
		龍蝦肉	85	鰻魚	186
		瘦豬肉	88	豬肉脯	202
		牛油	89	雞腌	229
		青魚、鯡	90	海綿蛋糕	245
		雞腿肉	91	奶油	250
		瘦牛肉	91	牛肝	257
		鯽魚	93	魷魚（水發）	265
		豬油	95	墨魚	275
		帶魚	97	魚卵	360

圖22：某大醫院的膽固醇控制建議宣傳單

蛋糕。第三組裡有豬舌、牛肚、干貝、雞血、沙丁魚、蝦仁、明蝦、河蝦、豬心、豬肚、螺肉、鴨肫、豬大腸和鰻魚。我們先暫時放下膽固醇來看這張單子，想想，豬舌、干貝這樣大自然賜予的禮物，真的對身體會有害嗎？而天使蛋糕、水果蛋糕，真的會對身體好嗎？可是不敢吃油、不敢碰膽固醇，最後能吃的，就只有這些加工食品了。

其實，要說我們怕油脂、怕膽固醇，都是醫生與有關單位害的，也並不公平。醫生也有他資訊的來源，而這些來源也受了污染。我們健康資訊的來源多半並不單純。

醫生的資訊通常來自於研究報告，研究報告通常是大型醫學期刊刊登，而這些期刊，是少數人把關掌控的。現代研究所需經費都很龐大，贊助管道來自於企業、政府和非營利組織，如美國心臟協會等。資訊層層過濾，到了你手上，不曉得已經是第幾手了。如果這個資訊是國外來的，那你與第一手資訊之間的距離就更遠了。台灣的健康資訊，多是日本和美國來的，而日本的健康資訊背後也多是由美國來的。這就是為什麼，你應該要關心美國的研究界，是如何被相關利益團體左右。

膽固醇是人體的救火隊

其實膽固醇在人體內是救火的不是放火的，膽固醇是油脂合成的天然物質，我們割傷後的疤，就是膽固醇做的。它是體內重要的修復原料。除此之外，它還支撐細胞膜，所以，吃油的人，皮膚都比較有彈性。膽固醇亦是膽汁的原料，不吃油的人，無法製造高品質的膽汁，膽汁是用來分解油脂的，所以膽汁不好，脂肪酸就一定不平衡。膽固醇亦是許多荷爾蒙的原料，它也是包在神經外層髓磷脂（myelin sheath）的原料，這層髓磷脂對神經傳導有決定性的影響。它在體內的好處，不勝枚舉。膽固醇的量是體內依需求取油脂合成的，不是吃得多，就合成得多。這是為什麼有時人

的油脂和膽固醇吃得多，但血液裡的膽固醇量卻下降；但有些人雖然很注意不碰油和膽固醇，血液中的膽固醇量卻突然增高。我也有很多病患，常在油脂和膽固醇攝取量增加後，總膽固醇指數上升，但過了一陣又自己降低。這說明了膽固醇在體內的平衡機制，現階段的我們，對其了解仍然很少。

　　醫生知道膽固醇是油脂天然合成的，所以，就建議大家不要碰油，連有油的肉一起遭殃。但是，不吃油、不吃肉，就只剩一大堆加工食品可以吃，要不然就拚命吃水果。不平衡的飲食，引起了第一個病根，血糖失衡。高血糖讓血液快速變酸，腐蝕血管壁，血管壁一受傷就發炎。發炎就好像拉警報，召喚膽固醇，所以，血管壁被腐蝕，膽固醇就出馬修補。由於膽固醇是不溶於水的，所以它就坐著 LDL 這種裡面溶於脂、外面溶於水的脂蛋白，從肝臟到傷處救火。救完火後，再帶著受損的膽固醇坐著 HDL 回到肝臟。所以，當人發生心血管疾病時，科學家在顯微鏡下尋找心血管疾病的發炎起因，就抓到在修補現場救火的膽固醇了，說它是放火的人。愈喊它是放火的，大家愈不敢吃油，愈不吃油，血糖就失衡得愈厲害，酸血腐蝕血管壁的情形就愈來愈嚴重。最後，膽固醇覺得已無力單獨修補日益變薄的血管壁，就開始調動鈣來幫忙支撐。這樣一層一層往上補，最後就造成血管硬化。身體知道這樣修補血管壁，日後終究會堵塞血管，可是，比起讓血管壁變薄，而冒讓它今天就爆裂的危險，身體選擇了今日的生存。

　　不吃油，形成的另一個病根，那就是脂肪酸失衡。沒有了脂肪酸，心臟就失去了它最喜歡的能量來源，燒糖的能量雖猛，卻不穩定，心臟跳動就會出問題。脂肪酸一失衡，礦物質就失去了它重要的輔助因素，因此礦物質也跟著失衡。礦物質一失衡，肌肉的收縮、放鬆就不順，容易抽筋，因為肌肉收縮與放鬆靠的是礦物質間鈣與鎂的合作。所以礦物質失衡的

人，很容易有抽筋、扭傷、肌肉無力等與肌肉相關的疾病。可怕的是，心臟也是肌肉組成的，你能想像心臟抽筋的後果嗎？

西醫這時還是埋首在顯微鏡下找答案，既然膽固醇會造成心血管硬化，那就開降膽固醇的藥。降膽固醇的藥，目的在阻斷合成膽固醇的酵素（enzyme）。膽固醇無法合成，體內的修復機制就被阻擾了。這時如果飲食還是不改善，血管壁繼續被酸血腐蝕，血管壁在無法被修復的情況下，就開始日益變薄。不只如此，降膽固醇的 Statin 這類藥物，會造成心臟重要營養元素 CoQ10 的流失，影響心臟健康。我的門診經驗是，膽固醇藥剛吃時，膽固醇的確會降下來，但是，過一陣子又會飆上去，因為身體會想盡辦法求今日的生存，不讓血管壁變薄。這就是為什麼大家的藥都不停加到極限，可是到最後血管依舊會堵塞，要一而再、再而三地把心臟打開，放進支架的原因。

所以，心血管疾病真的是吃出來的，可是，它的引發不是因為我們吃太多油，而是因為我們吃過多的碳水化合物。

顛覆你對油脂理解的 A to Z 研究

由美國史丹佛大學預防醫學研究中心（Stanford Prevention Research Center）營養學院（Nutritional Studies）主任克里斯多夫‧加德納（Christopher Gardner）所領隊的「A to Z 減重研究計畫」（A to Z Weight Lost Study），是由美國政府資助，耗資二百萬美金，為期一年。它的研究結果在二〇〇七年刊登於美國醫學協會期刊（The Journal of the American Association）上。這個結果，顛覆了過去五十五年來有關單位對油脂的恐嚇式教育。

A to Z 研究選擇了四種飲食法，依碳水化合物的量，做對比研究，分別如下：

阿金飲食法（Atkin Diet）：肉量與油脂不限量，非常少量碳水化合物（二十二克至五十五克／日碳水化合物）。

帶狀飲食法（Zone Diet）：三〇％蛋白質、三〇％油脂，四〇％碳水化合物。

五管齊下飲食法（LEARN Diet）：飲食依國家標準，少油脂與高碳水化合物（五十五至六〇％碳水化合物，少於三〇％的油脂，少於一〇％飽和脂肪，極度鼓勵運動）。

歐尼許飲食法（Ornish Diet）：非常高量碳水化合物，少於一〇％油脂。

也就是說，這四種飲食，碳水化合物的量由低到高，分別為阿金飲食法、帶狀飲食法、五管齊下飲食法、歐尼許飲食法[2]。研究結果令大家驚訝不已，因為提倡吃天然油脂與肉類、少吃碳水化合物的阿金飲食法，不但在減重或是降低三酸甘油脂，同時在提升 HDL 上，比起其他飲食方式，竟有最大的成效。

十二個月內，按阿金飲食法吃的人，平均減了四‧七公斤，遠遠超過了五管齊下飲食組的二‧六公斤，歐尼許飲食組的二‧二公斤，以及帶狀飲食組的一‧六公斤。阿金飲食組的人三酸甘油脂降了二九‧三，歐尼許飲食組十四‧九，五管齊下飲食組十四‧六，帶狀飲食組四‧二。阿金飲食組的人 HDL 增加了四‧九，五管齊下的飲食組 二‧八，帶狀飲食組二‧二，歐尼許飲食組沒有改變。阿金飲食組的 LDL 增加了〇‧八，五管齊下飲食組增加了三‧八，歐尼許飲食組減少了三‧八，帶狀飲食組沒有改變。

註 2：此研究中所指的碳水化合物無特別標明是精緻碳水化合物如麵包，亦或是高纖的非精緻碳水化合物，如蔬菜。

阿金飲食組的收縮壓降低了七‧六，帶狀飲食組降低了三‧三，再是五管齊下飲食組是三‧一，最後是歐尼許飲食組是一‧九。同樣的排序，也發生在舒張壓，阿金飲食組的降低了四‧四，五管齊下飲食組是二‧二，帶狀飲食組是二‧一，歐尼許飲食組是〇‧七[3]。

在此研究的結論中提到了飲食對 LDL 的影響：「我們發現高脂低碳水化合物的飲食帶來高 LDL 與低三酸甘油脂。雖然高 LDL 看起來好似這種飲食的負面影響，但在我們的研究中，情況卻不是如此。低碳水化合物讓三酸甘油脂降低。我們知道，三酸甘油脂降低，能導致 LDL 的分子變大，而 LDL 的分子變大，能降低血管壁的囤積，減低心血管硬化。」[4]

當加德納博士公布他的研究結果時[5]，他坦承自己是一個二十五年的素食者，設計這個研究的初衷是因為他耽心大量攝取肉類與飽和脂肪，會對健康有危害。當他描述肉類與天然油脂豐富的阿金飲食的成功時，他說：「好似吞下了一粒苦藥。」我認為，我們後代的健康，多虧了像加德納博士這樣有勇氣的研究學者，才有希望。有勇氣的科學家，願意讓研究結果

註 3：資料來源：Comparison of the Atkins, Zone, Ornish, and LEARN Diets for Change in Weight and Related Risk Factors Among Overweight Premenopausal Women-The A TO Z Weight Loss Study: A Randomized Trial, Christopher D. Gardner, PhD; Alexandre Kiazand, MD; Sofiya Alhassan, PhD; Soowon Kim, PhD; Randall S. Stafford, MD, PhD; Raymond R. Balise, PhD; Helena C. Kraemer, PhD; Abby C. King, PhD

註 4：Two of the most consistent findings in recent trials of low-carbohydrate vs low-fat diets have been higher LDL-C concentrations and lower triglyceride concentrations in the low-carbohydrate diets. Although a higher LDL-C concentration would appear to be an adverse effect, this may not be the case under these study conditions. The triglyceride-lowering effect of a low-carbohydrate diet leads to an increase in LDL particle size, which is known to decrease LDL atherogenicity.

註 5：可於 youtube 取得這段錄影 http://www.youtube.com/watch?v=eREuZEdMAVo ，名稱為 The Battle of Diets: Is Anyone Winning (At Losing)。

左右意見，而非使用自己的意見左右研究結果。

　　加德納博士的研究，與我在門診的經驗不謀而合。多數人開始多吃肉和油時，LDL 和 HDL 同時會上升，因此總膽固醇也會上升，可是，三酸甘油脂卻會持續降低。多數的人身材會開始重組，胖的瘦，過瘦的開始在該有肉的地方長肉。

平衡多樣的天然原始飲食是健康唯一的要件

　　到底為什麼食用天然油脂和肉類，再加上碳水化合物，不只對體重有如此正面的影響，且對血脂與血壓也有如此正面的影響呢？依食物考古學家一萬多份的研究報告顯示，這類的飲食，我們已經吃了兩百萬年了。說到底，我們老祖宗的飲食根本就是倒過來的美國農業部的飲食金字塔（見圖23）。

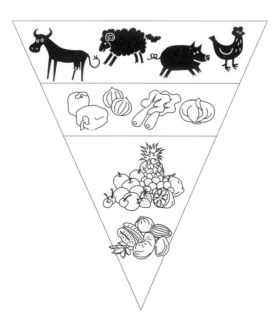

圖23：倒過來的美國農業部飲食金字塔

所以，真正平衡的飲食，應包含了動植物油脂與蛋白質，蔬菜、堅果與水果，再加上一整日補充水份。

食物合在一起吃才能真正發揮作用

再回頭看看我們現在的飲食，不吃肉、不吃油，這個也不敢、那個也不碰，非得把天然原始的食物拆得面目全非才吃，這便是造成體內生理化學不平衡的主要來源。

合起來吃是食物、拆開來吃是藥物，把食物拆開來吃，一定會造成生化失衡的原因是，營養元素不可能在獨立運作時發揮作用，因為它們之間有人們永遠也弄不清楚的複雜關係。

比如雞皮與雞肉、豬皮與豬肉，它們之間是互助合作（synergistic）的關係。雞皮底下的油脂能幫助雞肉吸收，而雞肉能幫助雞皮與雞油吸收。又例如，檸檬皮下的白肉含有豐富的維生素 P（bioflavonoid），它跟維生素 C 有互助合作的關係。所以如果要幫助流鼻血的病患，單單喝檸檬汁是沒有用的，檸檬的白肉與檸檬汁一起食用，才能改善症狀。所以吃橘子時，最好不要把白絲剝掉。把食物隨便亂拆解，就會牽動它原本營養元素之間的關係，進而影響到它們合作時能發揮的神奇力量。

食物間除了合作關係外，還存在著對抗（antagonistic）關係。比如，鈣質攝取量過多時，礦物質鎂就會流失；鎂過多時，鈣就會流失。所以，就算菠菜鈣質含量很高，吃太多，對骨質疏鬆也是無益的。因為鈣過多鎂流失了，骨頭的修補製造還是會出問題。

不只是礦物質之間有合作或對抗的關係；維生素之間亦有合作或對抗的關係，礦物質與維生素之間，也有這樣複雜的關係。比如，大量攝取維生素 C 會造成銅的流失，同時也會讓鐵質排不出去，不停地在體內累積。又如維生素 D 能促進鈣質的吸收，卻會使礦物質鉀流失。另外，維生素 A

●難怪我把飲食金字塔當聖旨吃時，長的是這樣：

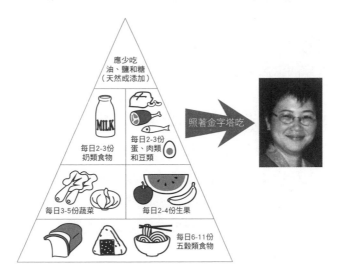

●而我跟著我們老祖宗的飲食金字塔吃的時候，我長的是這樣：

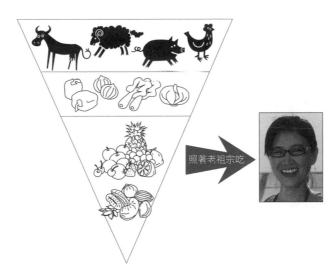

在體內的有效利用多靠鋅，因此，如果一個人缺鋅，即使他肝臟內的維生素 A 足夠，此人卻有可能出現維生素 A 不足的症狀，如夜間視力減弱等現象。所以，這樣的病患即使大量攝取維生素 A，也不見得能矯正夜間視力，但是，適量補足鋅，卻可能有效增進夜間視力（見圖 24、圖 25）。

單一營養元素使用過久一定會有副作用

鐵劑、鈣片或維生素 C 這樣把營養元素獨立出來的保健品（supplement），有時，這些保健品的元素，不是萃取於天然食品，而是在實驗室合成的，並不利於身體吸收。西藥則更上一層樓，它把這些單獨的元素，組合成力量強大的化學成份，直接影響生化運作。這就是為什麼，不同的西藥進入體內，多會讓不同的體內營養素大量流失。如降膽固醇的藥會讓 CoQ10 流失；痛風藥會讓維生素 B12、鉀、鈣、胡蘿蔔素和磷流失；降高血壓藥 Beta blocker 會讓 CoQ10 和掌管睡眠的褪黑激素流失；甲狀腺藥物 Levothyroxine 會讓鐵流失。除了這些慢性病藥之外，一般成藥，也有同樣的問題。如胃乳片會讓鈣、磷酸鹽、維生素 B 的葉酸流失；盤尼西林這類抗生素除了會殺死腸道益生菌，還會流失鉀；治真菌類的香港腳藥物也會流失鈣、鎂、鉀和鈉。所以常常我們吃一種藥，可以把症狀壓下去，但藥卻導致營養元素大量流失，而產生了另一種新的症狀。這就是用藥治病的宿命，吃了一種，就要接著再吃另一種。現在我們對藥物的研究，通常都只針對單一一項藥物對身體的影響。可是，同時吃多種藥物，對身體的整體影響為何，掌管藥物安全的單位通常不要求檢驗，因此，多樣藥物同時對身體影響的研究，幾乎不存在。所以常常我們現在吃藥，反而比吃天然原始的食物來得安心，真的是沒有道理的。

由於營養元素在食物裡有著這麼錯綜複雜的關係，所以，如果我們使用某一種食物或是某一種營養元素去解除某一種病症，不管那種營養元素

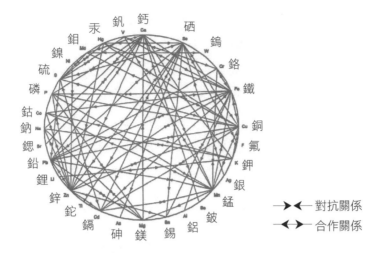

圖24：礦物質在體內的關係

（資料來源：Trace Elements and Other Essential Nutrients by Dr. David L. Watts, 1995, pg. 17）

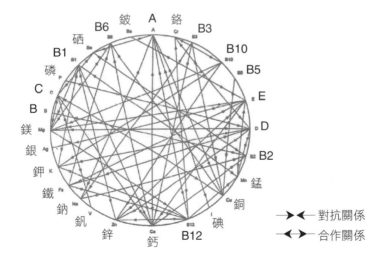

圖25：維生素與礦物質在體內的關係

（資料來源：Trace Elements and Other Essential Nutrients by Dr. David L. Watts, 1995, pg. 20）

是不是天然的，它都屬於「藥用」。單吃鈣片是藥用、單吃鐵片是藥用、單吃維生素 C 也是藥用。這樣的吃法，並不全面支持體內複雜的生理化學。因為食物與食物間、營養元素與身體間的關係複雜難解，所以獨立的營養元素或是人工合成的藥物使用不當或是使用過久，都會產生副作用。因此，單吃維生素 C 不如多方攝取不同種類的蔬果；單吃鈣片不如多喝高品質的高湯；單吃鐵片不如多吃乾淨動物的肝臟。偶爾身體需要特別的支持時，可以把食物或保健品當藥來用。但想要得到真正的健康，一定要有習慣「食用」食物，而非只是「藥用」食物。這也就是為什麼天然原始的食物遠比拆得亂七八糟的加工食品來得營養。這也是為什麼天然原始食物治療疾病的力量，是保健品、中藥與西藥都望塵莫及的。這更是為什麼，我的病患生病時，請到懂得珍惜原形食物的好廚師，比請到好醫師，要復元得更徹底。

食物只有品質的好壞，沒有部位的好壞

常常，我們會聽說那種食物好，就拚命吃。這就是為什麼整個國家有這麼多人，台灣北中南各地物產豐富，出產如此多樣化的食物，但全國人民卻都統一吃燕麥和地瓜當早餐。這就是我所謂的台灣「制服早餐」。

一直不停吃同一種食物，就會一直不停地補充單一營養元素。對照上述營養元素之間的合作與對抗關係，應不難想像，一直吃單樣營養元素，會多麼容易造成其他元素的流失。我們的獵人祖先就是因為什麼都吃，所以才能避免這樣的情形。獵人祖先的食物種類多達四千樣；而我們現在最常吃的食物，卻只有四百多種。

我們的食物種類一下子縮減了那麼多，是因為只懂科學不懂食物的專家，喜歡給不同的食物貼上不同的標籤，連食物不同的部位也要偏心。比如白肉比較健康，紅肉會造成心臟病和大腸癌等等。

你能想像我們的獵人祖先獵到獵物時，把白肉留下來，把紅肉全數扔掉的情景嗎？紅肉、白肉其實是我們自己想像出來的名詞。我們的祖先獵到獵物時，從不浪費動物身上的每一部位，每一部位都一定會利用到，從骨頭、耳朵到內臟，一個也不放過。在不同的季節裡，吃不同的動、植物，我們就是這樣什麼都吃進化而來的。所以，我們需要的是不同的動、植物、不同的部位，它們多元的營養元素，給了生理化學運作自如的基礎。

不過，科學家為什麼要特別找紅肉的麻煩呢？主要的原因是肉類中的雜環狀胺化合物（heterocyclic amines）在特定情況下，好似強酸如胃酸及高熱烤炸等，會形成亞硝胺（nitrosamines）的緣故。亞硝胺是一種致癌物，但是就像蛋白質分解後有毒的氨（ammonia）會經肝臟分解一樣，抗氧化物質如維生素 C、E 等也會阻礙亞硝胺的形成。雖然紅肉中的雜環狀胺化合物最豐富，但其實多數高蛋白質食物中都含有這類胺，包括魚肉。所以肉類配上蔬菜一起吃最合適，因為抗氧化物質豐富的蔬菜會阻礙致癌物的產生，而肉類裡的蛋白質和油脂則幫著會化成糖的蔬菜，平衡血糖。在我門診中多數有大腸病變的人，都是因為消化系統失調引起的，而消化系統會生病，多是因為飲食不平衡或濫用藥物造成的，跟吃什麼顏色的肉無關。

所以，在原形食物的世界裡，只有品質高低的分別，沒有那一種或那一個部位，比另一種或另一個部位來得好的分別。所以，想健康，就不能像貓熊一樣只吃竹子一種食物，要多方攝取。雞鴨魚肉，動物的各種部位、不同的蔬果，了解食材品質的重要，依著盛產的季節輪著吃。

食物組合與攝取順序非常重要

我有很多門診病患跟我說：「你說的我統統都有吃呀！我早餐吃燕麥，中午吃沙拉，下午點心吃水果，晚上吃牛排。為什麼我還會有那麼多健康問題呢？」這樣吃，是都有吃到，但卻不是餐餐平衡，食物組合與攝取順序都不對。

這就是飲食金字塔的另外一個重大問題，金字塔裡建議的飲食是以一日為單位，在一天裡，應吃幾份蔬果和肉類。這樣的建議方法，把身體的生化運作假設成倉庫，等貨全都到齊了，才開始清點和分發。我們的身體不是倉庫，它的運作是即時的（real time）。好像現場轉播一樣，畫面一進來，就馬上播出去，也就是說，先進來的先燒。

所以，早上只吃燕麥，不吃油脂與蛋白質，燕麥一燒，就已大力地震盪血糖了。中午再進沙拉，又是碳水化合物，猛得一下就燒掉了，血糖繼續大力震盪。下午覺得吃水果健康，所以不吃甜點就來份水果。哪知道，現在水果經改良再改良，甜得不得了，有時四粒大葡萄震盪血糖的速度，要比一個用高品質奶油做的巧克力蛋糕，還更快。到了晚上，才終於吃到油脂與蛋白質。這表示，在這一整天裡，活動量最大的時候，這個人吃的東西都是一燒就沒了的食物。記得嗎？碳水化合物燒得快且猛，但一下就燒完了，好似整天都在燒紙一樣。難怪幫助提振精神的產品都會大賣，咖啡、奶茶、甜點、麵包、汽水、能量飲料，燒得愈快的，就賣得愈好。這就是為什麼餐餐平衡會如此重要。早餐有肉、有青菜，如果有澱粉，定是拿來承載好油脂的。不只如此，中餐與晚餐也是一樣。如果想吃點水果、甜點就尾隨在正餐後，讓油脂和蛋白質一起平衡血糖。再加上這些營養元素都能互相激發作用，所以配在一起吃，比單獨吃，更能支持複雜的生理化學運作。這，就是食物組合的重要。

由於體內的生化運作是即時的，所以一坐下來吃的第一口就很重要，因為那就是身體會先拿來燒的。一坐下來吃一大口飯，跟一坐下來吃一大口肉，對血糖的震盪有不同的影響。如果飯裡沒有加豬油、麵包上沒塗奶油，這些精緻碳水化合物，通常在嘴裡就已開始消化，有些糖份從嘴裡就能進入血液，震盪血糖。所以，吃東西的順序很重要。習慣第一口先吃有油有蛋白質的食物，澱粉隨油入口，對平衡血糖有極大的幫助。也就是說，會變成糖的食物，包括了五穀雜糧、水果、甜點等，絕不單獨在前不著油脂、後不著蛋白質的時候吃。這樣吃東西的組合與順序確保血糖不失衡。血糖只要平衡，很多其他的病根就完全沒有發展的餘地。

血糖一平衡，下降時緩慢，所以即使饑餓，也不會狼吞虎嚥。因此，當人的飲食平衡一陣子以後，食量都會明顯縮減很多。那是因為身體又重新學習使用油脂與蛋白質當能量，這樣碳水化合物、油脂和蛋白質替換著燒，身體變得極度有效率，所以這個人就變得吃得很精，卻吃得很少了。

年紀和基因不一定會引起病痛

當我們吃得不平衡時，年紀再小，也會出現各種病痛；但當我們吃豐富多樣的原形食物時，就算年紀再大，也不見得會出現什麼病痛。

現代醫學把許多找不出病因的疾病，歸咎於基因遺傳，這是個不負責任的說法。疾病基因要在特定的身體環境下，才可能開啟。更何況，除了基因能遺傳外，飲食習慣多也是原封不動地傳給下一代。所以，當一個家，同一條血脈中，一直不停出現病痛時，不要老花時間一味責怪基因和年紀。花點時間，客觀地檢視一下這個家庭的飲食。

要知道你吃的到底平不平衡，很簡單，只要看看一家人是不是總是處於緊急狀態就知道。如果一家人裡，一下老的病，進醫院，一下小的病，又進醫院。一下這個人發炎發燒不止要去吊點滴，一下那個人斷手、斷腿

要去包石膏。一下小的晚上 high 到不睡覺，早上上課起不來。一下老的晚上醒來卻再也睡不著，沒精神起來帶小的去上課。一下有人便秘、一下有人拉肚子。在這些過程中，沒有人有平靜的心情，隨便一點小事，不是冷戰就是大吵。大包小包的藥擺滿餐桌，什麼時候吃什麼藥都快搞不清楚了，那有時間去變換食材的種類。今天能有精神起得來做早餐就不錯了，那有心情去注意是不是每一餐裡都有肉有菜？一家人如果總是處於緊急狀態，醫藥費一定遠超過食材費，去醫院的時間一定遠超過進廚房的時間，這，就是飲食失衡的最好指標。

全食物（whole food），按字面翻譯，就是完整的食物。它就是我所謂的原形食物，也是食品加工科技還不發達前，唯一攝取得到的食物，它是我們身體最認得的食物，是生理化學運作最迫切需要的原料。當我們離原形食物愈遠，五大病根的根就在體內扎得愈深。想把病根拔除，最好的方法就是讓食物回歸原形。我們不應該需要一個三角形告訴我們吃什麼，或吃多少。如果你攝取的多是高品質的原形食物，那麼，身體必定會貼近大自然，它會告訴你，在不同的季節裡，需要攝取什麼。就好像，冬季盛產根莖類高糖份蔬菜，攝取這些食物，人自然就會儲存比較多的脂肪，脂肪能保暖，在冬季裡我們需要它。但是到氣候暖和了，大葉菜高纖維少糖份的食物就多了，原本儲存的脂肪，這時就很容易被燃燒，人自然會又瘦回來，因為這時我們需要的是能量，不是脂肪。所以，當我們均衡地攝取原形食物時，我們的身體就很容易與自然界的韻律合而為一。

由於食物之間的營養關係錯綜複雜，而我們體內的生化運作也有同樣複雜的關係，所以，吃，應該變得很簡單。反正猜不到什麼配上什麼會怎麼樣，那麼只要遵循一個原則，就是不要把食物亂拆解、盡量多方攝取，就一定離健康不遠。當你吃的是完整的食物時，你的生化運作的完整，也就會有保障，身體的自癒功能也會因此完全開啟。

企業影響研究結果的典型案例

企業會想到要直接影響研究，應是從安索・奇（Ancel Key）的油脂理論公布開始的。一九五三年時安索・奇做了一個心臟病與動物性油脂（包括膽固醇）的研究。當初共有二十二個國家包含在這個研究之內。

這二十二個國家的研究資料顯示，心臟病與動物性脂肪和膽固醇攝取量其實是沒有關連的，因為如果把它們的資料放在同一個圖表上，代表各國資料的點，在圖上是呈散彈式的。也就是說，有些國家吃很多動物性油脂，心臟病死亡率很高，但是有些國家吃同樣多的動物性油脂，心臟病死亡率卻很低。這樣的圖表頂多只能說它是尚無定論，不能說油脂／膽固醇與心臟病死亡率有關。安索・奇卻把其中在一條線上的六個國家資料獨立出來，這六個國家分別為：美國、加拿大、澳洲、英國、義大利和日本。當圖表中其他國家的資料被捨去，只剩下以上六國時，它形成一條直線。而圖表形成一條線時，動物性油脂和心臟病死亡率就突然變得有關連了，因為這代表了吃愈多動物性油脂的國家，心臟病死亡率就愈高。

世界知名的食物心臟理論（Diet-heart Theory）或是油脂理論（Lipid Theory）就這樣成立了。這個理論出爐後，美國做研究的人都對之嗤之以鼻，因為它並沒有遵循正規的科學方法，反而主觀地挑選研究資料以證明自己的理論。可是就在這個時候有個國會議員正值競選，苦於沒有口號，拿著這個理論，高喊「打敗心臟病」。美國人民為之瘋狂，因為從一九二〇年來心臟病死亡率不斷高升後，人們一直找不到可以責怪的對象。最後，這個理論除了讓美國人找到了可以責怪的對象

外，也意外地讓植物油公司發了一筆橫財。他們有了現成的行銷工具，此後，植物油的銷售是年年創記錄。結果就是讓植物油公司成了油脂研究的最大經費贊助者。

企業終於認清了，如果要影響消費者，找醫生效率不高，直接影響研究比較有效，因為一個研究結果，就可以影響大批的專業健康從業人員，藉由他們便可以影響群眾。這就是企業與研究不分家的起始。

你會說，不對，那國家與非營利組織贊助的研究呢？大家的印象裡，非營利組織和政府贊助的研究，應是很公正的，但麻煩的是，政府和非營利組織並非完全中立，它們也會被企業影響和左右。

企業與非營利組織不分家的結果

企業與非營利組織不分家，最明顯的例子要屬美國心臟協會拍賣的達標標籤（Heart Check Label）。

一九八八年，美國心臟協會決定要以食物標籤來募款。也就是說，如果你生產的食物達到低脂的標準，便有資格取得由美國心臟協會背書的達標標籤。一開始，協會要求參與公司得繳四萬美金做為食物檢驗費用，再加上「教育」經費從五千美金到一百萬美金不等，端看公司的大小而訂。美國心臟協會的獅子大開口，引起了許多公司反彈。但經過多年的磨合，又於一九九三年再次推出這個募款活動，這次費用降低了，每樣產品剛開始的參與費用是二千五百美金／續訂年金為六百五十美金，引起了企業很大的迴響。至二〇〇二年，企業一開始的參與費用為七千五百美金，續訂年金為四千五百美金，如果參與產品超過二十五樣，就可得到折扣優惠。

一九九六年時家樂氏（Kellogg）公司做的廣告上就大力宣傳他們

有超過五十種產品，取得了美國心臟協會的達標標籤。但家樂氏公司出產的產品不是天然食品而是加工食品，如包了糖、加了工的玉蜀黍片（Kellogg's Frosted Flakes），還有一種包了果糖漿的小餅（Pop Tart），可以直接放到烤麵包機裡烤，雖然低脂，卻是高糖。你想，這些加工食品，真的會對心臟健康有幫助嗎？

企業與非營利組織不分家，非營利組織不停地調整健康指數標準，為的是誰？要回答這個問題，你只要問，每當健康指數標準調降時，誰的獲益最大，答案就揭曉。二〇〇三年以前，美國的標準心臟收縮壓（systolic pressure）是一三〇，現在是一二〇。二〇〇一年，美國心臟、肺和血液組織協會（NHLBI, National Heart, Lung, and Blood Institute）下的國家膽固醇教育計畫（NCEP, National Cholesterol Education Program）調整了壞膽固醇的用藥標準。LDL 超過一三〇以上的人，醫生原本只是建議飲食調整的。但從那年開始，只要是 LDL 一三〇以上的人一律開降膽固醇的藥。醫生開的降膽固醇藥一下子增加了三倍，影響人數多達三千六百萬人。這樣的情形，在日本也出現過，日本糖尿病學會在一九九九年，突然將糖尿病的基準值從一四〇 mg/dl 下修到一二六 mg/dl，一口氣讓數百萬人都必須開始服藥。

企業也會影響政府

在美國，「遊說」是有法律保障的。單單一九九八那年裡，美國有註冊的遊說人員（lobbist）在檯面上就花了十四億美金遊說國會，每一位國會代表平均接觸三十八位遊說人員，平均花費為二百七十萬美元。現在，美國膽固醇藥物公司聯手，正在遊說國會立法，要求每一位美國兒童從小就服用降膽固醇的藥物。

企業影響政府最明顯的例子，莫過於美國奶製品協會（The National Dairy Council）封殺生奶販售。這個協會代表的是美國大型奶製品企業，深具財力，美國大明星常被邀請去拍長出「牛奶鬍鬚」的廣告。

　　這些大型公司產的牛奶來自於工廠式的養殖法，由於牛隻的生長環境髒亂不堪，所以產出的牛奶需要加熱或雷射消毒（pasteurize milk）。另外一種牛奶，是由小農產的生奶（raw milk），來自於吃青草的牛隻，因為環境和飲食都符合自然，所以沒有安全上的顧慮，不需要消毒。不經消毒的生奶，酵素與許多營養元素得以保留，營養價值比消毒過的奶要高出許多。可是，因為企業有財力影響政府，所以在美國，只有十個州能合法地在商店裡賣生奶。除了這十個州外，其他州在自家販賣生奶的小農，被 FBI 破門而入查封的事件時有所聞。

　　所以，像美國農業部門公布的飲食金字塔，或是最新公布的「我的盤子」（My Plate），與其說是研究結果，不如說是各大食品工會瓜分的大餅。

　　靠政府和像美國心臟協會這樣的機構為我們捍衛健康，還不如靠自己。所以，當你接觸健康資訊時，想一想，它的資訊來源為何？它是第幾手資訊？再拿著別人給的資訊跟自己的經驗對照，它們是否相符？說到底，研究一定是後面一個推翻前面一個，不管是那個機構，它們也都一定要先保護自己的利益。所以在你相信別人之前，一定要先學會相信自己。

第二章

我們究竟該怎麼吃？

你知道嗎？

● 天然鹽是最好的礦物質來源，好油幫助礦物質進入細胞，不吃好鹽、用好油，還猛吞營養品，體內礦物質一定失衡，慢性病也就跟著上身。

● 無論是碳水化合物、蛋白質、脂肪，它們的代謝物都有酸有鹼，全都參與體內的酸鹼平衡機制，所以吃鹼身體不一定變鹼，吃酸身體不一定變酸，只有餐餐平衡，身體酸鹼才一定平衡。

● 油脂和蛋白質是啟動胃酸的重要營養元素，第一口先吃它，許多消化問題都可以不藥而癒。

打造專屬你自己健康的關鍵五步驟

在我學營養之前，我所認識的身體都是以物理為主軸的，像骨架、器官等，其實它只描述了我們神奇身體的一部份而已。我們身體的另一個部份，是看不見摸不著的，它是讓我們這臭皮囊能完成生命裡各種艱鉅任務的功臣。沒有了它，就像硬體缺了軟體一般，只是個空殼子。身體就像車子一樣，車子要發動能跑，一定要從外往裡送汽油。我們的生理化學要啟動，也需要從外往裡送原料。我們的身體要達到最佳狀態，需要的是「全面」的原料，而這世界上，只有營養成份複雜的食物，才可能支持我們體內的千百種生化過程。但是，食物的品質、烹調的方法等在在都影響著食物的營養與否，也就是說，它們都影響著生化原料的豐富與否。當我們將食物吃進身體後，我們消化系統的健康，又左右了這些營養元素的分解與吸收。這個從外到內的過程，每一站都決定了你體內的生理化學反應。

因為食物和水是從外往裡送的，我叫它是進的過程，IN。而生化過程所產生支持我們活動與生命的能量，我稱它為出的過程，OUT。從看診的經驗裡，我反覆修正這個從外到內的生理化學過程，統稱為 IN-and- OUT 生化系統（IN-and- OUT Bio-Chemical System）(見表1)。

這五個方塊，將人體的生理化學，分成五個階段，從上到下，有它的先後順序。我會先分別描述後，再討論能夠影響這些方塊的因素。之後進一步以這個架構來審視現今普及的各種慢性病。同樣的架構，最後能夠成為讀者檢視自己病因的工具，為自己的生理化學把脈，調整自己的飲食，得到健康。

生化特性：我們每一個人生下來，就有不同的脾性，有的人吃軟不吃硬，有的人吃硬不吃軟。生理化學也有特性，每一個人都不一樣，這是為

表1：人體IN-and-OUT生化系統及其影響因素

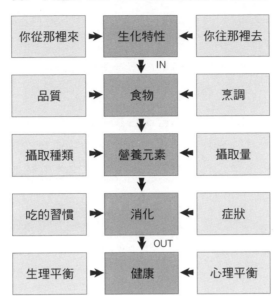

什麼，缺一樣的營養元素，不同的人卻會以不同的病症來表達這個匱乏。這種獨一無二的特性，我們稱之為生化特性（biochemical-individuality）。就因為你我都有不同的生化特性，所以我們需要的食物就會不同。生化特性常常被你的血型、種族背景、地域背景，以及你現在的活動需求所左右。可是，不管你是那一種人、那一種血型，或是從那裡來，你都必須要學會聆聽自己身體的聲音。因為只有你才知道，你吃什麼會老拉肚子或便秘；或者你吃了什麼，精神體力反而會變好。

　　要與一個人相處融洽，我們一定要觀察他的個性，才可能理解和尊重他。同樣的，你如果要與自己的身體相處融洽，你就一定要時時觀察自己的身體對食物的反應，才可能找出一套最適合自己生化特性的飲食。

食物：世上所有生物的生理化學原料──也就是所謂的營養──都是

取之於大地最後也反饋給大地的，所以我們的生化與大地分享著同一個元素週期表（periodic table）。人類取用大地原料的媒介便是食物。所以在貧瘠土地上養出來的動植物因為營養不足，常常無法滿足我們生理化學所需的元素。這就是所謂的食物品質，它能直接影響體內的生化過程。

要想從食物中充份吸收營養元素，除了食物品質外，靠的是正確的烹調方法。適當的烹調過程，才不會傷害食物中的營養元素，同時能將有毒物質中和，或將營養元素釋放。食物中有毒的物質無法被去除，吃了反而傷身；而食物中的營養元素如果無法被釋放，那吃了等於白吃。

營養元素：食物的營養元素，可分成宏量和微量營養元素。宏量和微量的差異只在於身體所需的量，但並不代表其重要性，每一種營養元素在健康面前，都是平等的。

一般營養界的分類方法是把油脂、蛋白質和碳水化合物列為三大宏量營養元素。微量營養元素則是礦物質和維生素。但是，由於我在門診中見多了因脫水引起的各種慢性疾病，所以我認為水應被列為第四大宏量營養元素。這些營養元素在體內占的比例為水六〇％、蛋白質一八％、油脂一五％、礦物質四％、碳水化合物二％、維生素一％。因為營養元素之間有複雜的對抗與合作關係，所以它們在體內生化過程中能否有效發揮作用，就端看攝取量和攝取種類是否平衡（見 74 頁）。

消化：消化系統在生理化學中是個不可或缺的硬體，它影響消化這個化學反應繁複的過程。所有的食物入口後都是在這裡被分解和吸收的。如果這個硬體出了問題，那軟體也一定會出問題，身體所需的化學原料也就被關在門外了。在這裡，我們吃東西的習慣和吃東西的順序，都深深影響著這個硬體的健康。

消化系統運作不佳時，你吃得再好身體都吸收不到，更不用講拿營養元素當原料完成生化過程。

健康：一般人多認為隨著年齡增長，我們一定會愈來愈不健康。這是一個錯誤的觀念。

許多年紀大的人，依舊很健康，他們腦子清楚，腳步穩健，精力充沛。這不是他們的基因所賜，而是他們生理化學運作良好，保有良好的生活習慣，才得到的結果。健康是要靠努力得來的。

健康的人最大的特徵，就是平衡，生理和心理平衡。平衡便是體內的生理化學都能一一完成它們的任務，當任務完成了，就生產一切我們所需的，那就是 OUT。只有生化過程一一完成，身體才能生產我們所需的能量供我們做自己想做的事，這就是我們的生命力。也只有生化過程順利，腦部化學才可能成功產出，讓我們保持樂觀的態度，也讓我們抵抗生活裡的壓力。

失去平衡的人就要生病，它包括生理和心理的疾病。要擺脫疾病很簡單，只要找回平衡，給自己創造一個適合生理化學有效運作的環境，病自然就會好了。

這個系統是有先後順序的。也就是說，如果我們不尊重自己的生化特性，就無法選擇對自己有利的食物。如果食物的品質低劣或是烹調方法不當，那麼，食物的營養元素便無法有效幫助身體。如果消化不順暢，就會變成吃得到卻用不到的窘境。最後，攝取的營養元素如果不平衡，生化運作也無法平衡。如果上面的環節出了問題，像選用了品質低的食物，就算消化功能再強，生理化學依舊取不到原料。同樣的，如果我們吃得好也吃得對，最後消化不理想，還是白搭。結果就是影響健康，造成生理和心理的疾病。

第一步：檢測你的生化特性

要瞭解你的生化特性，就要從分析體內環境的歷史，以及聆聽身體對食物的反應開始。當你檢視了只屬於你的身體特性如血型、種族背景與地域背景後，你就會知道你是從那裡來的。再加上在吃飯時學習觀察身體感覺，而不是以預設立場一味地給食物下標籤，你就會知道你該往那裡去。兩方一配合，你就有足夠的工具找到最適合自己的食物組合，有效地為自己調整飲食（見表2）。

你從那裡來

你我的身體是幾百萬年進化的結果，所以，你的老祖宗吃什麼常常決定了你的身體需要什麼樣的營養素。這是為什麼了解「你從那裡來」，可

表2：生化特性－你從那裡來與你往那裡去的檢測指標

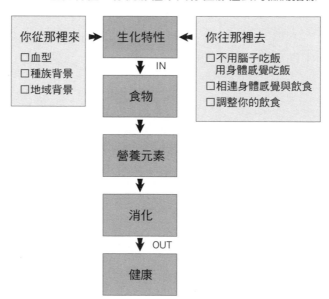

以提供你參考，協助你找到你的生化特性。我強調它只是參考，是因為它是一些研究的結果，而這些研究的樣本，都不是你，所以這些因素只能當做參考，不能當成聖旨。

你從那裡來的檢測清單包括血型、種族背景、地域背景。

□血型

第一本關於血型飲食的專書是由彼得‧戴德蒙與凱薩琳‧惠妮（Dr. Peter D'Adamo & Catherine Whitney）所著，它的基本概念是，不同的血型是在不同時段的人類歷史中出現的。在人類歷史中，出現了幾次飲食環境的巨大改變，他們的理論認為，血型的轉變是由這些飲食環境改變所引起的。

比如，最古老的血型是 O 型，那時大型動物如長毛象，到處都是，動物性蛋白質易獵取，所以 O 型的人適合動物性蛋白質的飲食。後來，大型動物相繼絕種，人們可能是從那個時候開始依賴植物生存，農業也由此興起。這時，A 型血也同時出現，所以 A 型人的身體適應植物類的食物。B 型血出現在喜馬拉雅山附近，那裡的氣候寒冷，血型的轉變可能是氣候引起的。這類人最早習慣氣候的變遷，多從事游牧。所以，此類血型的人對肉類和蔬菜都極適應，奶類食品也很適合。AB 型是最晚出現的血型，全世界人口占不到五％。他們擁有 A 型和 B 型兩者的特質，既適應動物性蛋白質，也適應植物性蛋白質。

我的看法是，你現在無論是 A、B、O 還是 AB 型，都不知道是跟誰的血或是那個地域混來的，所以這個理論只能做為參考。但是，這個理論卻能讓你了解，為什麼有些人吃了蔬菜，就通體舒暢；為什麼有些人兩天吃不到肉，就全身不舒服。

此外還要特別注意的是，我們常常把吃的比較素與吃素食加工食品畫

上等號，因為多數的加工食品是以植物類食物做為原料的，如穀類、豆類等。但是吃的比較素跟吃加工食品是不相同的，因為原形食物經過繁複的加工手段營養已經流失殆盡了。因此，吃雜糧餅乾並不是吃得比較素，吃雜糧餅乾就是吃加工食品。所以，這裡指的植物類食物，所指的是原形食物，不包括加工食品，畢竟，無論祖宗是誰，不管他們靠的是打獵，還是務農，他們都不可能吃得到像現在這樣加工再加工的食品。

□種族背景

我亞洲、美國兩邊跑，發現一個很有趣的現象，那就是中國人強迫自己喝牛奶，歐裔人強迫自己喝豆漿。

很多中國人喝牛奶會拉肚子、鼻塞，但還是一直喝。我問他們既然喝牛奶會造成漲氣、拉肚子，為什麼要堅持，他們都說因為大家說牛奶營養。我有很多白人病患吃豆腐會漲氣、拉肚子，我問他們為什麼堅持，他們也都說豆腐營養。

沒錯，如果牛奶是從吃青草的牛來的，黃豆是從肥沃的土地種出來的，這兩種食物都非常營養。但它們營養，不表示你的種族有接觸過這類食物，有能夠消化吸收這些食物的配備。好比牛奶，牛奶原是給小牛喝的，它的營養分子龐大，但是歐洲一部份的人基因突變，變成可以依靠牛奶中的營養為生。可是大部份亞洲人的祖先沒有接觸過牛奶，所以大部份的亞洲人沒有分解牛奶中大型奶糖的酵素，對這樣的人來說，喝牛奶是有害無益的。再好比，黃豆是中國千年飲食的根本，它就是我們的牛奶。但是外國人聽說了黃豆的好處後，豆漿、豆腐吃個不停。其實，很多白人對黃豆裡的蛋白質過敏得很厲害。

又例如亞洲吃麥、米地帶的人們，唾液腺和胰臟是歐裔後代的兩倍大。唾液裡有分解澱粉的澱粉酵素，能有效分解麥、米這類澱粉含量高的

食物，而比較大的胰臟能分泌胰島素平衡澱粉分解後的血糖震盪。也就是說，這些亞洲人的身體比較能有效處理米、麥類的食物。如果歐裔人學亞裔人吃等量的米和麥，許多人就會出現許多亞洲人沒有的症狀。

大家需要的食物，按種族分，是非常不一樣的。

□地域背景

同一個種族裡，不同的地域由於不同的氣候影響，成就了不同的農作物和畜牧種類。人類在這些不同的地域定居，因此接觸不同的飲食，發展出不同的食物組合以保持健康。

比如，日本人吃生魚片配芥茉，是因為芥茉可以殺菌。又例如東北人食用澱粉量很大，澱粉化成糖會促進腸道壞菌生長，所以東北的傳統飲食多配有大蔥和生蒜。生蔥和生蒜都能有效抑製腸道壞菌生長。又如中國沿海地區的人吃魚加香菜，香菜裡的物質剛好能與魚肉中的重金屬汞結合，排出體外。

這些傳統的食物組合通常都有它原來的用意。但是，我們現在吃東西時，卻常忘記它們，造成不必要的消化問題。

這裡所指的地域，指的是你從小生長的地區，不是指你長大後遷移去的地方。在經濟全球化的結果下，現代人的遷徙頻繁、變動較過去大。以往的人遷移，頂多幾百里外。但現在的人一搬家，就可能是到了另外一個大陸，或是另外一個半球。除了食物不同會影響生理化學外，季節、氣候、日照等，都會對人體的生理化學有很大的影響。就像我一回到台灣，吃我生長地所產的食物，不管是氣候、溼度或日照都是我身體熟悉的，所以我的生理化學很容易就能平衡。可是回到了北加州，飲食裡多了許多奶製品，再加上氣溫、溼度與日照都與台灣有很大的差異，所以我在食物上的選擇就要更小心，加強對生化平衡的支持。很多人在新的地區定居後，

就開始吃當地專家所建議的「健康食品」，又沒有習慣觀察身體的反應，最後常常導致疾病。

你往那裡去

「你從那裡來」的因素，在人類歷史中都曾左右我們的身體需求。但是歷史可供未來做參考，卻不可能完全預測未來的需求。不管你是舊石器時代的人，還是現代人，我們的責任都是認清自己現在的生化需求。「你往那裡去」，就是提供你一個認清自己生化特性的簡易工具。

檢測「你往那裡去」必須考慮以下部份：不用腦子吃飯用身體感覺吃飯、連結身體感覺與飲食、調整你的飲食。

□不用腦子吃飯，用身體感覺吃飯

如果我們用腦子吃飯，就會忽略身體的感覺。用腦子吃飯時，我們該吃什麼就不是以身體的感覺為標準。當我們用腦子吃飯，我們該吃什麼就全部是由我們所受的教育為標準。我們從不問身體：「我吃這個，你的感覺是什麼？」我們卻老問專家：「我吃這個，你的感覺是什麼？」問題是，專家又不是你肚子裡的蛔蟲，他怎麼會有你要的答案呢？你該吃什麼，這個答案從身體以外的地方找，是不可能找到的。你該吃什麼，這個答案只有可能從你的身體裡找到。

人體的生理化學不是死的，它是活的，會變的。所以你需要吃什麼，是隨著活動量、季節、氣候，以及所面臨的生活壓力而改變的。生活裡的變動總是快速且不可預測，只要你的生理化學是平衡的，你的新陳代謝就一定跟得上體外變化的腳步。所以，只有用身體的感覺吃飯，你才可能即時提供支持生化平衡的食物。

不用腦子吃飯，用感覺吃飯，你才不會明明做的是吃重的體力工作，

卻堅持吃素；你才不會在天氣寒冷時，還不讓身體囤積一點脂肪保暖；你才不會在盛夏裡，偏要吃冬天裡才產的蔬菜。

當你開始用感覺吃飯而不再用腦子吃飯後，你就不會再給食物和身體預設立場。沒有了預設立場，你就不會想控制身體，相反地，你會客觀地觀察身體感覺對食物的反應。然後，你就會發現，你的身體很明顯地在跟你溝通。

□連結身體感覺與食物

我們的身體感覺是為了保護我們才進化而來的。比如，摸到燙的東西我們的手就會知道要收回來。相同的，身體出現症狀，不是因為它要背叛你。身體的症狀是身體在跟你溝通的警訊，它在對你說：「你現在提供的原料，不足以讓體內的生理化學跟上體外環境的需求」，或者「你現在提供的原料，讓生理化學失去了平衡！」這時，身體的感覺和症狀都是寶貴的資訊，它能幫助你認清自己的生化特性，選擇你所需的食物，提供生理化學所需的原料。

舉個很簡單的例子。以前我不太敢吃如牛肉這樣所謂的紅肉時，在月經來時就會猛抓巧克力來吃。那時，我是用腦子在吃飯。專家說巧克力對人有好處，而紅肉會導致心血管疾病。但，在把對食物的預設立場拋開時，月經來時，站在超市裡，就會特別想抓紅肉，如羊肉、牛肉等。我的身體告訴我，它需要這個。學了營養後我才知道，在月經來時會特別想吃紅肉，是因為紅肉可以補血。

只要客觀地觀察身體感覺與食物之間的關係，就一定會找到身體所需的食物，同時，也一定會找到身體不喜歡的食物。比如，我吃生花椰菜時，很容易漲氣。以前用腦子吃飯時，由於美國專家推崇花椰菜和生菜沙拉，所以我就常常把花椰菜做成生菜沙拉吃。後來我用感覺吃飯，才發現

我的消化系統並不喜歡生的花椰菜，吃了它，身體立刻要抗議。所以，現在我吃花椰菜一定是吃熟的。

當我們觀察身體反應時，常常會發現，身體不只被單一種食物影響，它是被很多不同種類的食物影響，因為它需要的是全面的營養元素，而不只是單一、片面的營養元素。譬如，我以前用腦子吃飯時，很少煮貝類海鮮，因為專家都說貝類膽固醇高。後來我用感覺吃飯，發現吃了貝殼類的食物，我的味覺和視力都變得比較敏感。學了營養後才知道，原來貝類裡含有豐富的鋅，是讓味覺保持敏感的功臣，同時它也是保護眼睛的重要礦物質。現在，我一個星期至少吃一次貝類海鮮。

當我抓到了身體感覺與食物之間的關係後，我就知道自己的飲食該如何才能保持平衡。

要了解身體感覺與食物之間的關係，有四大指標可供參考：

1. 排便

2. 睡眠

3. 精神

4. 情緒

如果這四個指標的狀況良好，那麼，現在的飲食應該就適合你的生化特性。如果這其中有指標不盡理想，那麼，就要靠「飲食記錄」這種有效的工具找出問題（見表3）。

□調整你的飲食

當你已好好檢測過「你從那裡來」和「你往那裡去」這兩部份後，這時，你就應該有了許多完全個人化的資訊，能夠幫助你明智地選擇適合自己的食物。這時，你就能依自己的「生化特性」，調整你的飲食了。

一說到要調整飲食，唯一一致的，就是大家都不知所措、愈吃愈害

表3：飲食記錄表

日期：		姓名：

請連續記錄三天所有的食物及飲料，包括正餐、點心、消夜、飲料及白開水，並註記各樣食物、飲料、白開水的量。如果發現任何食物或飲料導致睡眠、排便、精神，或情緒改變，則請記錄在右方欄內。

餐食	飲料	睡眠、排便、精神、情緒改變
早餐 （時間：　　　　）		
上午點心 （時間：　　　　）		
午餐 （時間：　　　　）		
下午點心 （時間：　　　　）		
晚餐 （時間：　　　　）		
消夜 （時間：　　　　）		

◎如果你的指標變化（也就是症狀），是因為飲食調整引起的，那這些變化和症狀有可能是恢復反應，請參見277頁的「恢復反應」。

怕。因為，專家一下子說要吃蛋、一下子又說不要吃蛋。一下子說要吃植物油做的人工奶油，一下子又說不要吃人工奶油。一下子要我們只吃碳水化合物，一下子又要我們只吃高蛋白食品。「到底該吃什麼？」這個答案總是混淆不清。這是因為專家們無法達成共識。而他們無法達成共識的原因是，研究界常被政治力量和贊助研究的公司利益所左右。不只如此，大家的生化特性都是獨一無二的，所需的飲食因此人人不同，那有共識可言呢？

　　其實，你的生理化學並不混淆，它總是有跡可循的。你的身體感覺是最誠實的，它要你吃某種東西，不是因為它想背叛你，或是它有政治立場，或是它有行銷目的，它跟你要營養豐富的食物，是因為生理化學運作時需要它們。你吃的對不對，問你的身體最準。

第二步：選擇適合你生化特性的食物

　　當你檢測自己的生化特性後，接下來，就是要學會如何挑選適合自己的食物，最重要的，就是食物的品質。而食物的養殖／種植方式、新鮮度、顏色、香氣、味道與出產地及出產季節，都是判斷食物品質最好的指標。食物選購回來後，我們則要學會有那些烹調方式能保有或增加食物的營養元素（見表4）。

確認食物品質

　　要吃到營養豐富的食物，就要檢視食物品質。簡單來說，食物品質就等於食物營養的程度，營養豐富的食物品質高，營養貧瘠的食物品質低。要檢視植物性的食物品質，就要了解它是怎麼種出來的，土壤肥不肥沃？

表4：食物──品質選擇及烹調方式的檢測清單

```
              ┌──────────┐
              │  生化特性  │
              └──────────┘
                   │ IN
                   ▼
┌──────────────┐  ┌────┐  ┌──────────────┐
│ 確認食物品質    │ ▶│ 食物 │◀ │ 注意烹調方式    │
│              │  └────┘  │              │
│ □是原形食物    │    │    │ □催芽         │
│ □新鮮度       │    ▼    │ □浸泡         │
│ □是有養份的植物產品│ ┌────┐  │ □發酵         │
│ □是有養份的動物產品│ │營養元素│ │ □高湯         │
│ □顏色        │ └────┘  │ □佐料品質      │
│ □香氣        │    │    │ □好油         │
│ □季節        │    ▼    │ □好鹽         │
│ □生產地       │ ┌────┐  │ □注意是烹調還是加工 │
│ □味道        │ │ 消化 │ │ □避免人工佐料    │
│              │ └────┘  │              │
└──────────────┘    │ OUT └──────────────┘
                   ▼
              ┌────┐
              │ 健康 │
              └────┘
```

而要檢視動物性的食物品質，則要注意它是在什麼環境下長大的、它是吃什麼長大的？

　　食物品質是否足供人體的需要，幾個檢測的標準如下：是原形食物、新鮮度、是有養份的植物產品、是有養份的動物產品、顏色、香氣、季節、生產地、味道。

□是原形食物

　　原形食物稱為 Whole Food，也就是還未經加工的食物。牛肉是成塊賣的，而非已經做成了肉丸。玉米還在玉米軸上，而不是裝在盒子裡的玉米片。橘子還包在皮裡，而不是已打成了橘子汁。會這麼希望大家吃原形食物，是因為食物每經過一次加工，營養成份就流失一次。習慣選購原形食物，能確保留住食物的營養。

□新鮮度

食物新不新鮮,對營養含量有絕對的影響。一顆已經發皺的有機青椒比不上一顆剛摘的非有機青椒來得營養。不新鮮的肉類,則因為腐敗而開始產生對人體有害的毒素。所以買一條新鮮養殖的魚,比買一條不新鮮的遠洋魚要來得更營養、安全。

□是有養份的植物產品

蔬果和穀類有沒有營養與它們的種植方法有直接的關係。現在美國食物分類大致分成有機、非有機,以及多元生態務農方式(bio-dynamic farming)三種。台灣也有有機認證,但無論如何消費者都應該自己瞭解一下所謂有機認證的內容,並略微研究食物來源的養殖和種植方法。

所謂的有機,一般而言就是不使用農藥的農作物。但這並不表示這樣的食物是在肥沃的土地上種出來的。現在美國農業部的有機認證(USDA Certified Organic)有些農作物也已允許使用基因改造的種子。大型農業、種子生化公司不停地在國會遊說,因此,美國有機認證的規定常有改變,消費者應有所警覺。

所謂的非有機,一般是指有施打農藥的農作物。通常會施打農藥的農作物,一定是在不肥沃的土地上長大的。因為如果土地肥沃,農作物會很健康,不需要農藥介入也可以抵禦蟲害。在美國,非有機的黃豆與玉米,八〇%是基因改造的種子種出來的。目前台灣的有機農作物,歸台灣行政院農業委員會農糧署規範,台灣有機農作物是一律不准使用基因改造的種子種植的。

其實,動植物原本是共生,而非獨立存在的,只是現代農業硬要把它們分離。所有的生物在這世上原本就不可能獨立生存。

活著的東西,都需要能量,而能量來自於太陽。能夠最有效利用太陽

能的生物，便是植物，因為葉綠素能行光合作用。草食動物為了要能有效利用植物中的能量，所以它們生了四個胃。雜食動物和肉食動物沒有四個胃，所以它們吃草食動物。雜食動物和草食、肉食動物的排泄物，最後回饋大地。這，就是食物鏈的關係（見圖1）。

多元生態務農方式就是遵照這樣的自然法則務農的。有別於工廠式的經營方式，他們不養上萬頭牛、上萬頭豬。他們養的是一點豬、一點牛、一點雞。他們讓牛吃青草，讓雞在牛糞裡挑蚊蟲卵，讓豬吃人剩下的飯菜。而牛糞、豬糞和雞糞，也就地成了大地的養份。他們在農場上重新種植樹木，讓各式各樣的青草恣意生長。他們不需要調度石油，把飼料從遠方搬運過來。他們需要的，全由大地提供，飼養的動物同時也反饋於大地。這樣的動植物能給予人們的營養超乎科學的想像。這樣的農場，使用土地的效率，科學難以計算。

這樣的農場多數不需要依靠化肥和農藥，也多不使用基因改造的種子，是消費者最好的選擇。

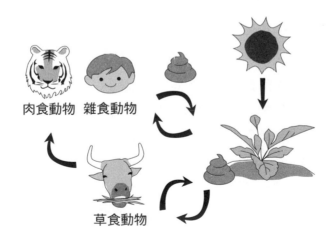

圖1：太陽和各類型生物間的食物鏈關係

口是有養份的動物產品

世上所有吃綠色植物的動物，都有能力製造 Ω3，無論是吃海藻的魚或是吃青草的牛羊，都有能力製造 Ω3。問題就出在，現在的動物都不吃它原本該吃的食物。美國多數的牛群吃的是玉米。這樣的牛肉裡 Ω3 少之又少，你可以想像這樣的牛擠出來的牛奶，營養有多麼貧乏了。不只牛羊，連鮭魚也可以訓練成只吃玉米。只吃玉米的鮭魚沒有營養，失去它天然的橘色，所以飼料裡還要再放橘色色素或胡蘿蔔素，才能讓養殖的鮭魚有點血色，有點賣相。

這就是為什麼吃青草的牛比吃飼料的牛要來得營養，而魚類通常選擇遠洋或天然的會比養殖的要營養的緣故。貝類卻不一定，貝類不吃飼料，它是以過濾海中微生物維生，所以，如果養殖方法正確，養殖貝類對海域健康其實有很大的幫助。台灣是海鮮養殖的先進，其中依舊有許多有良心的養殖場，所以海鮮的選擇，最好是以吃起來的味道去判斷。並且，如果我們要導正海洋中的不法獵殺行為，最好的方法就是吃多元種類的魚和海鮮，不要只吃一種。就像大家都覺得鮭魚好，魚肉也要它、魚油也要它，最後就是用鈔票鼓勵不法獵殺。

雞鴨鵝也是一樣的道理。放山雞在青草上跑，吃的是穀類和蟲子，呼吸的是新鮮空氣、曬的是美麗的太陽。這樣的雞，羽毛亮麗身型豐滿，肉質緊韌，營養豐富，因此味道鮮美。人吃有營養的肉，才可能得取得健康的元素。這樣的雞骨頭燉出來的骨頭湯，充滿了身體可以吸收利用的礦物質。肉雞的待遇不同。肉雞關在不見天日的雞房裡，你擠我，我擠你。大部份的肉雞一輩子都沒見過太陽，個個骨質疏鬆，站不起來。它們吃的飼料多還有藥物。吃這樣的雞不但沒有營養，身體還要額外花工夫排毒。所以肉類選擇天然放養、吃原始食物的，比工廠養殖、吃飼料的要來得營養。

記得一個原則，那就是「它吃什麼你就吃什麼、它沒營養你就沒營養」。

□顏色

顏色在食物裡代表的就是營養。像好的土雞蛋黃，是深橘色的；遠洋的鮭魚肉是艷橘色的。吃青草的牛做出來的牛油，是亮黃色的。這樣的牛油顏色，還會因草的老嫩隨季節變換而有深淺的不同。水果的顏色也常是判斷成熟度一個很好的指標。

□香氣

食物聞起來的香氣通常也代表了營養。這個指標用在選購水果上最準。一個已經成熟可食而且有營養的水果，應有它特有的香氣。沒有成熟的水果，酵素和維生素通常都不高，但澱粉質卻常常是過量的。

□季節

所有的肉類和蔬菜都有它盛產的季節。水草肥牛羊就跟著肥，這個時候出產的肉類、海鮮最有營養。蔬菜水果也是一樣。盛產時的食物，不但營養成份高，而且由於產量高，通常價錢也都最便宜。隨著季節變換食物，讓我們接觸的食物種類多樣，這樣便能確保我們攝取多樣均衡的營養。並且非產季的蔬果因為不在屬於自己的季節成長，體質較虛弱，通常也需要使用較多的農藥與肥料才能生長，要特別注意。

□生產地

這個指標較適用於蔬果，如果這些蔬果要從很遠的地方運送過來，必定要在還沒成熟時就摘下來，沒有成熟的蔬果，通常營養元素還沒有轉換

完全。並且為了防止在運送期間腐爛，常常也需要施放藥劑。很多海產一上船就可急速冷凍，所以產地反而不重要。肉類則是養殖方法比產地更重要。

□味道

這是個終極指標。食物有沒有營養，一吃就知道。有營養的食物，不需要複雜的調味就已經非常好吃了。一入口，就會喚起你小時候的記憶。菜有菜香、雞鴨魚鵝牛羊各有各的好滋味，食物因為營養所產生的好味道，複雜難描述，讓人回味無窮。

很多小農沒有規模經濟，沒有多餘的錢取得國家有機認證，但這不表示他們養出來的肉和種出來的蔬果沒有營養。所以，食物的認證只是個參考，最嚴格的考驗就是食物吃起來的味道。沒有營養的食物，牛和羊是同樣的味道，蘋果和梨子都甜，可是也都是一個味道，蔬菜只有纖維，卻沒有各種菜特有的菜香。沒有營養的食物，總歸一句話：「很難吃！」

前面已經比較過有機和非有機蔬果的差異，照理說多元生態務農方式要比有機來得營養，而有機的要比非有機的來得營養。但是，因為我們現在討論的是活的東西，所以使用指標時也要活用。如果把新鮮度考慮進來，那它的順序就會有所變動：

新鮮多元生態務農方式 ＞ 新鮮有機 ＞ 新鮮非有機
＞ 不新鮮多元生態務農方式 ＞ 不新鮮有機 ＞ 不新鮮非有機

食物有沒有營養，它的味道是騙不了人的。但是，要使用這個食物品質的終極指標，一定要有一個活的舌頭。

我們的舌頭連接著神經中樞，它能幫我們在什麼都能吃的情況下，找

出什麼才是安全的、什麼才是有營養的。可是，要舌頭保持靈敏有一個前提，那就是這個人必須長期接觸原形食物，而且舌頭沒有被甜味麻痺。

我們的舌頭對甜味情有獨鍾，因為甜味在自然界代表了碳水化合物（由糖所組成），而碳水化合物在食物短缺的時代裡代表了能快速取得的能量，在食物供給量不穩定的時代，能量代表了生存。不只如此，有甜味的天然植物，通常都是可食無毒的，所以我們每個人生下來就都偏愛甜味，這是本能。問題是，現代的食品公司挾持著舌頭的偏好，讓什麼都有甜味，好掩蓋食物品質的低劣。這是個糖份爆炸的時代。美國農業資料顯示美國每人每年糖份攝取量在一八五〇年時每人每年平均才九公斤，但到了一九六〇年時，每人每年的平均攝取量已高達五十公斤，到了二〇一〇年時，已到達七十公斤。這裡所指的是添加糖，還不包含食物裡自然化成的糖（見圖2）。

不只是美國，全球糖份的攝取量也以每年二％的速度增長，你的舌頭幾乎每時每刻都在被甜味襲擊。塑化劑、色素、防腐劑都對身體有害，但是我們一個也嚐不出來，因為食物上面都塗滿了甜味。如果是自然界的糖份也就算了，人們自己製造出來的糖才更可怕，代糖的甜味是白砂糖的三百倍，大部份人的舌頭就是這樣被麻痺的，我稱這種舌頭為「死舌頭」。

死舌頭是嚐不出食物裡的營養好味道的。想讓舌頭活過來，就必須一陣子少吃糖，再加上多吃原形食物，這樣味蕾會漸漸復甦，重新為你辨別

年份	每人每年平均攝取的添加糖量
1850	9 公斤
1960	50 公斤
2010	70 公斤

圖2：美國每年每人的糖量攝取量變化

食物的風味。

其實人類古早就會利用花粉和昆蟲，混合不同的植物基因，期待它突變。但是，它會不會成功，依舊完全取決於大自然。

但現在科技先進，用科技進行基因改造已不再需要大自然點頭，可以直接把細菌打進種子內，再利用細菌把新的基因傳染給種子。以往，混合不同物種，是為了食物的風味。但是，現在基因改造多是為了抵抗農藥。例如掌控了美國八〇％黃豆與玉米種子的孟山都公司，這些基因改造的種子就是為了抵抗孟山都生產的農藥。也由於基因改造的種子多是為了要增加它抵抗農藥的能力，所以使用基因改造種子種植的農作物，勢必也過度噴撒農藥。

基因改造的種子，除了農藥過度噴撒的顧慮外，過度突變的食物，也可能增加消化系統的負擔。

最明顯的例子莫過於基因改造後的美國小麥。美國小麥磨出來的麵粉，烘焙過後特別膨鬆，是因為這種麥子裡的一種蛋白質——穀蛋白黏膠質（gluten），也就是俗稱的麩質，特別多。這種蛋白質又特別不好消化，長久攝取消化系統負擔過大，容易造成腸躁症（irregular bowl syndrome）、結腸炎（colitis）等。但台灣有很多糕餅麵包店都還標榜使用的是美國麵粉。

除了以上的指標外，其實在那裡買菜也常能決定食物的品質。我認為傳統市場裡賣的食物，多數品質較高。因為傳統市場裡沒有冷藏設備，所以食物一定要夠新鮮，量也一定要控制好在當天賣完。如果食物不夠新鮮，不但過不了氣溫的考驗，更過不了婆婆媽媽的利眼。超市裡有冷藏、有燈光，還有噴水器，所以進貨量可以變大，食物也可以擺得更久，不需要當天就賣完。

另外一個傳統市場優於超市的原因是，大部份在傳統市場賣的食物都

是原形食物，雞鴨魚肉都是有頭有腳、有鰭有鱗。就像前面講的，原形食物的品質最高。

我對傳統市場情有獨鍾，因為在那裡，你可以學到，海藻類有各種形狀，不是只有帶狀，也有管狀；豬不只有耳朵，它們也有輸卵管；牛吃對的食物，其實不肥；豬吃對的食物，卻應該會很肥。每一個季節，菜市場的面貌都不一樣，因為每一個季節生產的農產品都不一樣。每一地區的菜市場，也會有不同的風貌，因為有許多當地才產的農產品只會出現在這裡。在傳統菜場裡，你會認識貼近小農的人，他們自己有田種菜；也可能認識那些不願抄小道，不藉助荷爾蒙，願意等雞、鴨、豬慢慢長大的農人。

當我剛開始選擇高品質的食物時，最擔心的就是買菜的預算。

黑毛豬就是比一般的豬貴、土雞就是比肉雞貴、有機蔬果就是比非有機的貴。我記錄了兩個月的菜錢，著實算了算這筆帳。我發現買好食材也只比在大賣場買菜多一五至二〇％，在大賣場買東西，一包就是一大堆。雖然因為大量所以算起來便宜，但是因為量實在太多了，吃到最後總會有東西爛掉必須扔掉，所以反而常常造成浪費。而且食物盛產時通常在同種類食物裡都是最便宜的，所以跟著季節走，反而節省菜錢。食物的品質高，營養成份豐富，吃起來就很容易感到滿足。身體營養平衡後，生理化學的運作變得很有效率，對於食物的需求和依賴不像以前那麼大，全家的食量都會跟著變小。不但如此，大家餐與餐間都不再嘴饞想吃零食。採買的量變少，預算再次節省。

後來我也發現，買高品質的食物，雖然比以前花在食物上的錢多一些，但是花在醫院的錢卻變少了。以前我家雖然大病沒有，但卻小病不斷，病了一陣子不好，就要花錢看醫生。那時不是這裡痛、就是那裡痛，家裡買了一堆熱敷、冷敷的產品，再加上止痛藥、消炎藥，這也是一筆開

銷。現在這些開銷自從好食材進門後，全都省下來了。

這樣看起來，土雞和肉雞到底那個便宜那個貴，還真是算不清呢！所以真是「現在不花錢買好食材、將來就花錢買昂貴的藥材」。

注意烹調的方式

遠古時代烹調的出現，是因為老祖宗希望能擴大自己可以吃的食物種類。考古學家相信，人類大概是在一百九十萬年前習得如何使用火來烹調的。經過烹調的過程，很多植物中有毒的物質或苦味可以被去除或中和，我們可食的種類，就突然變多了。

比如，橡實有很重的苦味，但是經過磨碎、浸泡和火烤後，印地安人把它變成了美味、營養的食物。再加上地域相異，需求不同，在烹調時，許多食物的搭配開始起了變化。人類從打獵、採集進入務農的時代，在食物盛產的季節，由於人們沒有冷藏的設備，所以各種保存食物的方法就發展出來了。

有許多烹調方式可以增進食物的營養，如催芽、浸泡、發酵、熬高湯、注意佐料品質、用好油、用好鹽，避免人工佐料，配合食材選用適當的方式，才能正確攝取到充足的營養。

□催芽

植物種子的使命是發芽。但是，種子在發芽前可能會被動物吃掉，也可能感染黴菌腐爛，所以種子外層含有一種物質叫植酸，用來保護自己。植酸是種子的天然防腐劑，它能抑制動物消化系統裡的酵素，讓分解多醣的酵素癱瘓，所以吃豆子容易漲氣、放屁就是這個道理。植酸還同時會在動物消化道中阻礙鎂、鐵、銅和鋅的吸收。它的目的就是希望動物吃了不舒服，以後就不再碰它。

但是，植酸這個魔咒卻被人類破解了，方法就是「發芽」。發芽後的種子，不但去除了植酸，而且還產生了維生素 C，更大大增加了維生素 B 群和胡蘿蔔素的量，並且能抑制穀類中的致癌物黃麴毒素，最後產生酵素，幫助消化。

　　以往人們收割時，豆、穀類放置在廣場上，風吹雨淋，很容易就會發芽。但現代機械化的務農方式，種子和穀類就很少有機會能夠發芽。

　　其實，幾乎所有的種子都能浸泡催芽（見表5）。這裡的種子，指的是穀類、豆類和堅果類。但要特別說明的是，因為植酸多位於種子的外殼中，因此有外殼的堅果類，其實大部份的植酸是位在它的硬殼上。

　　一般的經驗是，去殼後吃新鮮的果肉不會有消化的問題。所以不同於一般營養師，我不認為堅果需要浸泡。花生不是堅果類，它其實是豆類，並且它去殼後可以保存相當長的時間，因此我判斷，它本身的植酸量不少。所以，吃花生最好要經低溫炒焙，如此去除植酸後才可食用。

表5：

催芽方法
讓種子在過濾水裡浸泡一晚。水倒掉，把種子沖洗乾淨，瀝乾後平放。種子一天至少要沖洗兩次，一到四天內就會發芽，端看種子的種類和大小。發芽後的種子可以冷藏。
無法催芽的種子： 1. 輻射消毒後的種子無法催芽 2. 燕麥脫殼後無法催芽，但浸泡一晚可去除大部份植酸 3. 未脫殼的核桃與胡桃無法催芽 4. 無皮的花生和杏仁如果無法催芽，表示去皮過程用的是煮沸或烘烤的方式

□浸泡

除了有植酸外，許多穀類還含有麩質，這種蛋白質非常難消化，如果烹調不當，很容易引起消化道疾病，最終引發對麩質的過敏反應。所以老祖宗在烹調穀類時一定會先浸泡或發酵，可以讓它比較容易消化(見表6)。

由於麵粉是從穀類磨製而來的，所以使用前依舊必須浸泡。除非使用的是天然菌類發酵的麵團。此外，西方傳統食譜在使用玉米粉時，都一定會加萊姆或是檸檬汁，因為酸能釋放玉米中的維生素 B3。這是墨西哥等大量食用玉米的國家避免維生素 B3 匱乏的方法(見表7)。

表6：

穀類浸泡方法	
浸泡在溫水中 7 小時，水中加酸，如檸檬汁、醋、酸奶等。	
有麩質的穀類	無麩質的穀類
燕麥（oat） 黑麥（rye） 大麥（barley） 小麥（wheat）	蕎麥（buckwheat） 稻米（rice） 小米（millet）

◎稻米和小米的植酸較少，不一定要浸泡，但是浸泡過的米類較容易消化。而且許多亞洲的米經過滑石粉處理，會損傷消化系統，浸泡過後的米比較不會殘留這些加工物質。

表7：

麵粉浸泡方法
依所製作的麵食來選擇適合的酸水，包括酪漿[※]（buttermilk）、克菲爾乳酸菌（kefir）、優格（yogurt）、稀釋的醋、檸檬汁或萊姆汁等，以此代替食譜中原本的水份，置於溫暖處，浸泡至少 12-24 小時。

※buttermilk。牛奶、乳脂（cream）去除脂肪成份後剩餘的物質是乳清，乳清發酵即是酪漿。

□ 發酵

發酵是為了保存食物而發展出來的方法，但除了保存食物之外，它也意外地幫助了我們的消化，並增添食物的營養價值。

食草或穀類的動物多有數個胃，它們的消化道極長，消化時間極久。比如牛有四個胃，前面的兩個胃是以像乳桿菌（lactobacilli）這樣的益生菌幫助分解食物。人類不是肉食動物也不是草食動物，我們是雜食動物，消化道跟牛的比起來，短了許多，所以除了蔬菜外，適合消化動物性蛋白質，消化時間短，蛋白質才不致於在腸道內腐敗。當大型動物相繼消失後，肉類取得不易，所以除了肉外，我們也開始依賴蔬果、堅果的營養。此後，烹調發展出發酵食物，食物的發酵過程仿效了牛的前面兩個胃，讓植物性的食物容易被人類消化，同時為我們補充腸道內的益生菌。

所有的生物表面都有乳桿菌，貼近地面生長的葉和根上尤其多。只要我們學會給它適合生長的環境，就能像利用酵母讓葡萄釀成酒一般，做出多種多樣的發酵食品。乳桿菌的代謝物——乳酸——不但讓蔬果易於保存，而且讓蔬果容易消化，同時也增加了蔬果的維生素。益生菌本身也會代謝出有益的酵素、天然抗生素，以及天然抗癌物質。這就是為什麼世界各地的傳統飲食，都少不了發酵食品的原因（見表8）。

發酵食品的種類繁多，大部份的食材都可以經發酵得以長久保存（見表9）。

人工發酵食品和天然發酵食品是完全兩種不同的食物。人工發酵的食品為了節省時間，省略很多應有的步驟，所以才需要添加許多化學物質，風味差、營養價值低，可說是作弊的發酵食品。而天然發酵食品則是遵循古法發酵過程，風味香醇、營養價值高。

發酵食品如果標榜低鹽，通常會添加防腐劑抑制壞菌生長，並非明智的選擇。

發酵食品中，以豆類、奶類的營養價值特別高，值得拿出來特別討論。

表8：

蔬果發酵方法

將蔬菜或水果洗淨，切好，放入比例 1:14 的鹽水◎中，讓蔬果全部浸泡進鹽水中後再用重物壓住，放置一晚以脫水。第二日，將鹽洗淨，均勻拌入調味料，放進乾淨的玻璃容器內，留一點空間在瓶口，確保罐子蓋緊。這類發酵是一種無氧的過程，所以當發酵過程一旦開始而瓶內還有氧氣存在，那麼結果一定不盡理想。

發酵時間端看氣溫，氣溫高時時間短、氣溫低時時間長。通常於 2-4 日後，就可以檢查看看，是否從瓶外就可以看見氣泡。這時就可以打開嚐嚐和聞聞。做好的發酵食品可置於 5℃左右的地方，或是冰箱最上層。

發酵食品可以保存數個月，時間愈久，味道愈香濃。但是，發酵的水果，應於兩個月內吃完。

做好的發酵水，可以當下一次發酵的菌源水。

◎亦可使用酪漿做為菌源水。

用酪漿發酵

使用酪漿可以讓發酵食品迅速充滿好菌，在發酵過程中，比較不需要使用大量的鹽抑制壞菌生長，且風味不同。

酪漿製作方式是把自製優格或高品質的無糖全脂優格放進紗布裡，綁在筷子上，架在容器上方，讓優格裡的水瀝乾。分離出來的水份就是酪漿。

或將生奶（raw milk，也就是沒有加熱殺菌的奶）或是生乳脂，置於室溫下 1-4 天，直到奶與水分離。之後放進果汁機打 2-5 分鐘，奶會變固狀，瀝出的水就就是酪漿，固狀的奶就是奶油。

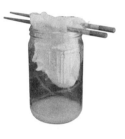

用鹽發酵

鹽在發酵食品中，占了重要的角色，因為它能有效抑制壞菌產生。所以一定要使用沒有加工過的好鹽來發酵，如海鹽、岩鹽等。好鹽可以為發酵食品，增添風味，並且增加礦物質來源。

表9：各種食材的發酵食品

食材	發酵食品
穀類	甜酒釀、酒、釀造醋、麵包、發酵餅
豆類	醬油、味噌、納豆、天貝、豆腐乳、豆瓣醬、臭豆腐
蔬果	醃菜、菜乾、泡菜、辣椒醬、果醬
魚蝦	蝦醬、魚露、魚乾
奶類	優格、乳酪
肉類	生火腿、香腸、鹹肉、臘肉、肉乾
飲料	乳酸飲料、咖啡、酒、茶（除了綠茶）

豆類：豆類裡亞洲人最重視的，應該就是黃豆。但因為它的營養成份高，所以植酸和酵素抑制物也是豆類中最高的，不經烹調處理，對消化系統的傷害很大，會削減蛋白質及礦物質的吸收，造成胺基酸、礦物質匱乏。這就是為什麼除了上述的催芽和浸泡方法外，亞洲人還發展出味噌、天貝（tempeh）、納豆和豆腐乳等發酵黃豆食品的原因（見表10）。

奶類：對亞洲人來說，奶類最好是以發酵過後的形態攝取，因為大部份的亞洲人沒有消化乳糖的酵素，所以很多人喝奶會拉肚子或肚子不舒服。其實，以往全世界也只有西方食用沒有發酵過的奶類。而且在工業革命之前，大部份的歐洲國家都只是以優格（yogurt）、乳酪（cheese）、濃優格（clabber），或是凝乳（curds）與乳清（whey）的形態攝取的。

沒有發酵的奶類，不只乳糖不好消化，奶類裡的蛋白質——酪蛋白（casein）也是最難消化的一種。奶類經乳酸菌發酵後，益生菌會先將乳糖和酪蛋白分解，釋放胺基酸，讓奶製品易於消化。在這個過程中，如果益生菌能產生足夠的乳酸，就會讓腐敗食物的壞菌全數癱瘓，這時奶製品就易於保存。而且在發酵過程中奶類的維生素 B 和維生素 C 也會增加許多。

表10：

麻油豆腐乳製作方法
使用非基因改造黃豆製造的硬豆腐效果最好。把豆腐切成長寬高 =2.5x2.5x5 公分的小塊，一塊塊分開置於蒸籠上，在常溫下放到豆腐發出酸味。依氣溫高低時間長短不同，通常 1-2 日即可。如果喜歡毛豆腐，可以等到豆腐上長毛，那就是黴菌。這樣的豆腐乳叫臭豆腐乳，風味十足、營養價值極高。 待豆腐發出酸味後，在每一塊的每一面上均勻撒上好鹽，鹽量不可小氣。如果喜歡辣味，亦可撒上辣椒粉。用一個乾燥的玻璃瓶，一塊塊像堆積木一樣排好（見下圖）。排好後，大方放入好的中國白酒，如高粱、米酒等，蓋過豆腐即可，再放一些麻油封口。 最後將瓶蓋封緊，置於溫暖處。如果不夠暖和，可以用被子把瓶子包起來。1-2 天後，就可以看見瓶內起泡，這時就可以放進冰箱冷藏。一個星期後便可以食用。每次取用都使用乾淨的筷子，至少可以保存一年。 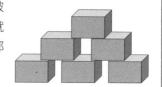

表11：

優格的製作方法	
使用一般全脂奶類	使用全脂生奶
一般奶類都經過高熱消毒，奶中的好酵素和菌類都已消失。 將奶慢慢加熱至 82℃，再慢慢冷卻至 43℃ 左右。此時加入外面買的高品質優格或是前次製作保留下來的優格半杯，放進玻璃、陶磁，或不鏽鋼容器中，置於溫暖處。或將之放入加熱後再關掉的小烤箱中。擱置一晚後放進冰箱保存。	不經消毒的生奶，好酵素（如可幫助消化乳糖的乳糖酵素）及益生菌都得以保留。最好的牛奶是吃青草的牛擠出來的牛奶。這樣的奶，只要在 37℃ 左右的溫度下放置一段時間，因為奶裡的益生菌足夠，就能自己成為優格。 或者，如果不放心，可將奶慢慢加熱至 43℃，再加兩匙之前做的自製優格，在 37℃ 左右的氣溫下放置 8 小時，之後改放入冰箱保存。

消毒也是一個大問題，現在市面上販賣的牛奶、啤酒、果汁及許多發酵食品都是消毒過的，消毒過後的食品，好菌和壞菌一起殺死。益生菌沒有了，原本該由它負責代謝製造出來的維生素就跟著沒有了，營養價值大大減低。此外，原本存在於牛奶和蔬果上的酵素，在消毒過程中也被熱死了，酵素原本是幫助消化食物的，所以這些食物現在就變得很難消化。所以長期喝消毒過的牛奶，很容易破壞消化道，引起其他的食物過敏症狀（見表11）。

健康諮商室

生食 vs. 熟食

現在很多飲食都提倡生食，但就像其他偏頗的飲食一樣，生食不可能答覆所有的健康問題。由於酵素一經加熱就死去，所以生的食物裡會保有較多的酵素。在世界各地各種傳統的飲食裡，都可以見到生食的菜餚。比如，墨西哥的醃拌生魚（ceviche），歐洲的韃靼牛肉（tartar），日本的生魚片等。

但生食有個前提，那就是消化系統一定要健康。消化系統不健康的人，生食肉類反而容易感染各種怪菌；益生菌不足的人若生食沒有發酵過的蔬菜，也只會增加消化系統的負擔。

中國人習慣熟食，因為我們的快炒如果用的油是對的，常常能保留蔬菜裡的維生素不被氧化。但就因為我們習慣熟食，所以傳統飲食裡，才會餐餐都有發酵食物，因為發酵食物多是從生鮮發酵，發酵過程中酵素仍被完好保留。如果吃的是熟食，可以配發酵食品來均衡搭配，這樣才生的熟的都吃得到。

吃纖維的益生菌 vs. 吃果糖的益生菌

　　我們稱益生菌為「益」，因為它是有助生化運作的。益生菌在人體最密集的居所要屬腸道。我們與益生菌之間有著寄生關係，我們提供益生菌居住地，而益生菌的代謝物則對我們的健康有益。益生菌代謝出來的維生素 B 群和維生素 K，同時能幫助我們中和毒素，消化食物，抵抗外敵，以及平衡腸道內壞菌的數量。我們對益生菌的了解還很初步，但有一點是可以確定的，那就是益生菌的存在，對人體的生化運作是功不可沒的。

　　近年來隨著我們對益生菌的了解，它在市場上的需求也突然變大。一下子供給要趕上需求，益生菌的養殖跟其他肉類一樣，也出了問題。

　　益生菌喜歡的生長環境，我們稱之為益菌素（prebiotic），也就是培養益生菌生長的元素。我們對益生菌的了解並不多，這個研究領域很新，現階段我們所知的益菌素多來自於植物，尤其是植物的纖維。益生菌喜歡聚集在食物纖維上，有一個很大的原因是因為它們喜歡吃菊糖（inulin），有纖維的植物多含有菊糖。這種菊苣纖維（inulin fiber），屬於可溶於水中的膳食纖維。就因為益生菌喜歡植物性纖維，很多好的品牌不惜成本，以木耳養殖這些好菌。但是，也有許多公司為了降低成本，開始以玉米萃取的果糖（high fructose corn syrup）來餵養好菌。

　　好菌身為好菌的主要原因，是因為它們吃好的也排泄好的，長在腸道內，它們的代謝物滋潤身體的各個部位。但是，當它們吃了不該吃的食物時，它們的代謝物並沒有品質的保障。

　　問題不只如此，習慣吃果糖的益生菌進了腸道後，還是習慣吃果糖，所以它會一直跟你要糖吃，反而會讓你嗜糖。可笑的是，壞菌的主

食就是糖，如果糖真的進來了，這種變相益生菌會跟壞菌一起搶食。這就好像小孩子喝優格飲料或是吃了含高糖的優格一樣，本是為了攝取乳酸飲料與食品中的益生菌而喝的，但是由於這類飲料和食品中的糖份極高，所以益生菌送進腸道的同時，也送進了壞菌的主食。壞菌一養大，好菌的數量就會凋零。真是矛盾至極。

益生菌和我們全身細胞的比例是 10:1，它是個複雜的社群組織。益生菌分成原生型（native）和過渡型（transition）兩種。所有的菌都源自於土地。原生菌多從母體經產道過給嬰兒，其他的原生菌和過渡菌就是我們接觸乾淨的泥土，或是接觸空氣、植物、動物等方法取得的。這也是有些原始部落會把泥土一片片刮下來烤來吃的原因。

原生型的益生菌進入腸道後會落戶繁殖，過渡型的益生菌進入腸道，做了它該做的事後就會排出。發酵食品中的益生菌多是過渡型的，所以即使吃了進去，往後仍然還需要補充。因此，習慣吃發酵食品，對消化系統的健康是很重要的。

不管是好菌或是壞菌，抗生素都能殺得死，但是抗生素卻殺不死像念珠菌（Candida albicans）這一類的真菌類（fugi）。當好菌全死光時，念珠菌就開始大量繁殖、造反。念珠菌的根深入腸道，就易使腸道有洞，還沒有消化完的食物，就會從洞直接進入血液。身體不認得沒有消化完的食物，就把它當外敵處理，因此引起了食物過敏。如果念珠菌的數量無法控制，很多時候過敏的食物就會從一種變成多種，過敏的現象也愈來愈嚴重。除了食物過敏外，女性念珠菌過量多會反應在子宮頸感染的症狀上，而男人則反應在腳部菌類感染、灰指甲等症狀上。除了抗生素外，多數西藥都會大大破壞腸道細菌的平衡。如：

1. 所有的抗生素／消炎藥（若動物施打我們也吃得到）

2. 所有治療真菌類的藥物（anti-fungal）

3. 止痛藥

4. 類固醇激素類的藥物

5. 避孕藥

6. 安眠藥

7. 中和胃酸的藥

8. 抗心理疾病藥物

所以如果不到必要，不要濫用抗生素及其他西藥。如果緊急情況下必須使用抗生素，那麼在使用結束後，一定要記得把好菌種回去。

市面上含有原生型益生菌的品牌有：

1. BioKult

2. Prescript Assist

3. Three Lac

4. Theralac

這種原生菌不便宜，買來以後可以捨去膠囊，把菌放進泡菜裡養著。每次重做泡菜時，可以把原本做好的泡菜水和一點泡菜留下來，放進新罈裡發。用舊泡菜發新泡菜的成功率本來就比較高，而且還可以把原來的菌都留下來繁殖。這樣就不用一直買菌，自己養就可以了。

平時除了多吃天然發酵的食品外，也讓孩子常在乾淨的泥土上玩耍，不要一天到晚用強力的清潔劑洗手或濫用乾洗手液，以增進原生與過渡益生菌。

□高湯

我們節省的老祖宗從不浪費，從內臟到骨頭，每一樣都可用於烹調。高湯就是骨頭湯，主要的營養元素豐富，有礦物質、動物凝膠（gelatin）、膠原（collagen）等。

骨頭湯裡的礦物質來源是骨髓、軟骨、骨骼，因此它複雜、全面。膠原多來自軟骨，它對風濕性關節炎及骨骼方面的疾病成效顯著。

凝膠的來源是軟骨和皮，它是讓湯成為凝凍的元素，經正確烹調的骨頭湯放入冰箱後會像果凍一樣凝結。大部份加熱後的凝膠類物質都會失去親水的特質，但是，動物凝膠很特別，它加熱後還可以保有親水（hydrophilic）性，因此特別容易吸引消化液，可以促進消化。這就是為什麼動物凝膠常被用來治療消化道疾病的原因。雖然凝膠只含兩種胺基酸，可是它卻能使其他胺基酸被有效利用。

骨頭湯裡含有豐富的礦物質，而礦物質鈣能幫助白血球工作，加速發炎過程，縮短生病時間。就因為如此，生病時身體讓溫度升高除了殺菌外，也是為了要取得存在我們骨頭內的鈣。骨頭湯裡豐富的鈣質是以離子的形態呈現的，叫離子鈣（ionized calcium），能立刻被身體利用。當身體已取得所需的鈣來抵抗外敵後，就不需要一直升高體溫了，之後就會退燒。所以雞湯又擁有猶太人盤尼西林的稱號，感冒時喝雞湯要比吃消炎藥更有效。

魚頭魚骨高湯包含了魚的甲狀腺，礦物質碘含量特別高，甲狀腺荷爾蒙是以碘為原料，所以能支持甲狀腺功能、平衡內分泌系統，對提高生殖力有幫助。

各式各樣的骨頭湯，是好湯的基礎，更是料理中醬汁鮮美可口的原因（見表12）。

表12：

高湯製作方法		
雞、鴨	牛、羊、豬	魚、蝦
整隻雞、鴨，或是烤雞、烤鴨剩的頭、腳等部位，如果有內臟也可以一起放進冷水中。水滾後撈出浮上來的雜物、血水，或水滾後倒掉血水，沖乾淨，加冷水再煮。水滾後加酒或醋，至少1-2匙，多一點也沒有關係。水再次滾後蓋鍋，轉小火，至少燉 3 小時。	牛、羊、豬大骨以關節處的營養成份最高。此外，頸、背，排骨都是熬高湯的好材料。如果排骨是連肉帶皮更好。 大骨放進冷水中，水滾後把浮上來的雜物、血水撈乾淨；或是在水滾後倒掉血水，沖乾淨，加冷水後再煮。水滾後加酒或醋，至少1-2匙，多一點也沒關係。水再次滾後蓋鍋，轉小火，至少燉 3 小時。	魚頭、魚骨、用剩的蝦殼、蟹殼都是極好的材料。把以上材料放進冷水中，水滾後撈出浮上來的雜物，加入酒或醋，至少 1-2 匙，多一點也沒關係。水再次滾後蓋鍋，轉小火，至少燉 1-2 小時。

如果不想處理血水，骨頭可以先煎黃再煮，熬出來的高湯風味不同、顏色較深。很適合做配菜的醬汁。

做好的高湯可以將骨頭過濾出來，留下清湯。如果是使用的是排骨，骨頭可以和湯一起留下來做成各種排骨湯。如果使用到骨髓的部位，骨髓可以單獨成為一道可口的菜。做好的高湯則可以拿來做成各種湯，只要加上不同的食材，就會有不同的風味。用高湯做的湯，不管是什麼口味，都能確保它的營養品質。

高湯在冰箱裡可以保存 5 日。如果要延長保存期限，可以將高湯重新煮沸。

做好的高湯也可以分裝冷凍，日後做為其他湯品的湯底。

高湯再繼續往下熬會更濃縮，稱為原汁（fumet 或 demi-glace）。這樣的原汁可以做為西式料理醬汁的底。原汁體積小較不占冰箱，原汁加水後，又可以成為湯的湯底。

熬高湯要加酒或醋，是因為礦物質只會在酸性環境下分解，而酒和醋都屬酸性。

□佐料品質

美國曾有過一個研究，將老鼠分為 A、B 兩組，餵食同樣的食物，但 A 組的老鼠吃不到食物的味道，只有 B 組的老鼠吃得到味道。最後 A 組老鼠全都因為營養不良而死，B 組的老鼠卻仍然長得很健康。這個研究說明了食物味道的重要。任何在烹調過程中能幫助突顯食物風味的，都可以稱為佐料。

購買佐料唯一的原則就是品質要高，因為這些佐料雖然量好似不大，但最後我們也是把它們吃進肚子裡結果積少成多。高品質的佐料與食材合作，常能釋放出更多營養素，有助健康。噴滿農藥、品質低劣的佐料不但本身沒有味道、不能幫助食材，還有害健康。所以，如果佐料是像醬油之類的發酵食品，就要注意產品的發酵過程。如果是胡椒之類的香料，那就要注意它的種植過程是不是過量使用農藥，有沒有使用防腐劑保存等。

在各式的烹調佐料中，油和鹽的營養價值對你的健康有決定性的影響。因此必須另外列出來討論。

□好油

油脂是讓食物好吃的一個重要原因，油脂好吃，是因為它的營養豐富。例如用吃青草的牛產的牛奶煉出來的奶油就含有三十一種營養元素。沒有油脂的食物，一定很難吃。

油脂分成植物性油脂和動物性油脂，在常溫下固體的稱為「脂」、液體的稱「油」。不管是植物油還是動物油，只要植物和動物本身有營養，它們的油脂都對生理化學有很大的助益。現在的油脂，一部份的問題出在植物油的萃取方法及動物養殖方法不當，另一部份問題，就是我們對油脂錯誤的認知。

自然界的油和脂包含了三種脂肪酸（油脂的最小單位）形態，一是單

元不飽和脂肪酸（monounsaturated）、二是多元不飽和脂肪酸（polyunsaturated）、三是飽和脂肪酸（saturated）。這三種脂肪酸，屬飽和脂肪酸最穩定，它們不怕光、不怕熱、不怕氧，以動物油脂如牛油、豬油為代表，植物油則以椰子油為代表。接下來比較穩定的是單元不飽和脂肪酸，它們怕光、怕氧，只能低溫加熱，以菜籽油（canola oil）和橄欖油為代表。最不穩定的要屬多元不飽和脂肪酸了，它極怕光、怕氧，也怕熱，多以葡萄籽油和葵花籽油為代表。

其實這世界上的食物，沒有百分之百的飽和脂肪酸、單元不飽和脂肪酸，或是多元不飽和脂肪酸，食物裡的油，都是混著來的。原因是，我們的生理化學對三種脂肪酸都極度需要（見表13）。

無論是飽和脂肪酸、單元不飽和脂肪酸、多元不飽和脂肪酸，人體全都需要，必須經常換著吃，讓身體有發炎、也有消炎的原料，這樣身體有任何問題才有機會痊癒（見 55 頁）。

這就是為什麼油脂的攝取種類要多樣，而且量也要夠多的原因（見表14）。

變質的油絕不可攝取，變質的油對身體有害無益。油會變質，多是養殖與萃取方法造成的。

以往，人們取用種子裡的油大多是用石磨輾壓榨取的。這種方式全憑物理擠壓，由於沒有溫度上的改變，所以油裡的單元不飽和與多元不飽和脂肪酸不會變質，抗氧化的維生素 E（tocopherols）也不會流失。因為植物油不耐放，古時候大多數的人是用多少油磨多少油，沒有人大桶大桶地買油。但用石磨榨油有一個問題，那就是種子裡的油靠壓榨的方法產量並不多，只能取出種子內二〇至三〇％的油。這對現代的企業來說不符合經濟利益，所以，現在大多數的植物油都是經高溫化學方式萃取的，使用的溶劑為從石油中提煉出來的己烷。可是怕熱的不飽和脂肪酸經過高溫加熱就已經餿掉了，為了掩蓋油餿掉的氣味和顏色，所以要再加一道化學去味

表13:動、植物性油脂單元不飽和、多元不飽和及飽和脂肪酸的百分比

	單元不飽和脂肪酸	多元不飽和脂肪酸	飽和脂肪酸
動物性油脂			
羊油	38%	2%	58%
奶油（butter） （油脂占整體81%）	21%	3%	51%
牛油（tallow）	47%	4%	49%
豬油	39%	11%	45%
鵝油	57%	11%	28%
鴨油	49%	13%	33%
雞油	45%	31%	20%
植物油：飽和脂肪酸占多數者			
椰子油	6%	3%	91%
棕櫚油	37%	10%	53%
植物油：單元不飽和脂肪酸占多數者			
苦茶油 （Camellia oleifera oil）	83%	10%	7%
橄欖油	75%	8%	16%
酪梨油	70%	10%	20%
核桃油	78%	17%	5%
菜籽油（canola）	54%	37%	7%
花生油	47%	29%	18%
植物油：多元不飽和脂肪酸占多數者			
亞麻仁籽油	19%	72%	9%
葡萄籽油	17%	71%	12%
葵花籽油	23%	65%	12%
玉米油	24%	59%	17%
南瓜籽油	34%	57%	9%
植物油：單元和多元不飽和脂肪酸平衡			
麻油	42%	45%	13%

表14：各種油脂中主要脂肪酸的類型

Omega 3	Omega 6	飽和脂肪酸	Omega 9
魚油	葵花籽油	棕櫚油	橄欖油
亞麻仁籽油	麻油	椰子油	榛子油
小麥胚芽油	紅花籽油	蛋油（卵磷脂）	杏仁油
核桃油	花生油	奶油	酪梨油
南瓜籽油等	黑醋栗籽油	豬油	夏威夷堅果油
	月見草油	牛油	苦茶油等
	琉璃苣油等	雞油等	

以及化學漂白的手續。這些經化學加工的油，可以在超市的架上擺上好久，不像我們擺在桌上的葵花籽或花生那麼不經放。

就是因為有這種變質的萃取方法，所以當初橄欖油才會開始取不同的名字，用以辨別壓榨的等級。比如，只有第一榨的橄欖油才可以叫特級冷壓初榨（extra virgin olive oil）。現在連椰子油也開始使用同樣的方法辨別等級。

除了萃取方法讓人耽心外，植物油所使用的種子也有令人憂心的地方。一個很好的例子是近年來頗為提倡的菜籽油（canola oil）。菜籽油會受青睞是因為它的飽和脂肪酸含量極低。但其實這種榨油的菜籽是經基因改造而來的種子，目的是增加種子內油脂的含量。它原本的英文名稱是rape seed，rape 有個英文涵義是強暴，有這樣難聽的名字，所以油賣不出去。因此既然它是在加拿大（Canada）被基因改造出來的，所以就將它改名為 canola oil，一下子身價就不一樣了。

選購植物油時應注意，以石磨壓榨的品質最高，再來便是冷壓初榨（extra virgin）。除此之外，其他方法壓榨出來的植物油都已變質，吃了有害無益。

橄欖是農藥用量極大的農作物，所以一定要選購有機的。好的橄欖油吞食時在舌根後會有點酸酸的味道。麻油則應有很重的麻油香。椰子不需要使用農藥，所以不一定要買有機的。但是椰子油一定要冷壓初榨，才能避免化學加工。沒有過度加工的椰子油，一開罐就可以聞到陣陣的椰子香。

不飽和脂肪酸高的油，榨好應存放於深色瓶子內置於陰涼處，遠離熱源。如果油裡摻有維生素 E，保存時間可以長一些，不然應於三個月內用完。使用前用鼻子聞一下，看看有沒有餿掉的味道。如果有餿掉的味道就要倒掉，以免食用傷身。

椰子油很穩定，只要放在有蓋的陶磁罐或玻璃瓶內即可。椰子油在台灣天氣冷時是白色固體狀，天氣熱時則是無色水狀的。

至於多元不飽和脂肪酸含量占多數的油脂，如亞麻仁籽油、南瓜籽油等，因為容易變質且不穩定，不適宜壓榨成油。如果要攝取這類油脂，建議直接攝取種子。

記得買來的種子、堅果，即使已磨成粉，都一定要冷凍，不然至少要冷藏，這樣它裡面的油才不會餿掉。

現在有很多市面上的植物油產品都是混合的。像葵花籽油混著橄欖油，我還見過橄欖油混著魚油賣的。魚油極度不穩定，通常好的魚油都是放在深色瓶子裡冰在冰箱的。我認為，只要混的植物油裡多元不飽和脂肪酸占多數，都最好不要買。這些油在萃取時，就早已經餿掉了，而且這些油放進塑膠瓶裡，站在光亮的超市架上不知已經多久了，吃了對身體的傷害很大。

至於動物油，影響品質最大的是動物的養殖方式。

動物油脂中有相當份量的比例是飽和脂肪酸，穩定的飽和脂肪酸能夠保護油脂中的不飽和脂肪酸被氧化。但是如果動物在養殖過程中的生長環

境過度擁擠、髒亂，而且不是食用動物原始的食物，為了防止它們感染疾病，就必須大量使用抗生素。很多採用工廠式養殖方法的動物都是吃荷爾蒙長大的，這樣它們生長的速度較快、長得較大，可以賣得好價錢。但多數的藥和荷爾蒙都是脂溶性的，這些來不及排掉的毒素就被儲存在動物的脂肪裡。所以，不管是自己煉的動物性油脂或是買來的，都要注意它們的養殖方法。

　　平時烤雞、烤鴨的油都可以留下來做菜用。現在市面上也開始賣罐裝的鴨油、鵝油，或是豬油，這些油脂應該以玻璃瓶填裝。鴨油、鵝油、是白色的，半水狀，而豬油在常溫下應是淡清黃色的水狀，冷卻後則變白色的固狀(見表15)。奶油則以顏色是否深黃或味道是否可口來分辨品質。

　　橄欖油一般被認為是健康的油，所以很多家庭拿它來做菜。但是，就像之前所說，橄欖油其實是怕熱、怕光、怕氧的，並不適合高溫加熱。如果油鍋太熱，通常橄欖油一下鍋就已經餿了。用怕熱、易氧化的油做菜，抽油煙機上都會沾上一層黑色的油，很黏、很難擦洗。油適不適合拿來熱炒，完全看它的冒煙點高不高。因為油如果已加熱至冒煙，那麼它的油分

表15：

煉豬油的方法
除非你有一個很強的抽油煙機，要不然建議你在戶外煉豬油，如在頂樓或陽台上煉。 可煉豬油的油叫「板油」，可以整塊跟熟識的豬肉攤子買或是要。切成小塊或請攤商先絞好，再用文火慢煎。等油煉出來，小豬油塊已成油渣後，便可以將油倒入乾淨玻璃瓶內保存，油渣則另外裝瓶。油渣入菜相當可口，可以讓不愛吃菜的人也愛上蔬菜。 有一個很好的方法可以測出豬的養殖方法是否安全。高品質的豬，煉出來的油渣壓下去不容易碎，而且煉出來的油很清，煉時香氣四溢。通常吃得好的豬，煉出來的油品質很高。 在中國鄉下，很多地方都是將豬板油一整塊掛在油鍋旁，炒菜時割一塊入熱鍋，待油溶解後直接入菜。

子就已開始被解構，被解構的油營養元素就會被破壞，提供人體生理化學使用的也是變質的原料（見表16）。

表16：各種油脂的冒煙點及適合的烹調用途

油脂	冒煙點	適宜烹調用途
橄欖油	160 ℃	低溫炒、涼拌、淋在熱菜和湯上
苦茶油		
麻油		
酪梨油		
核桃油		
夏威夷堅果油		
杏仁油		
奶油	177 ℃	熱炒、烘烤
椰子油※1		
豬油	190 ℃	熱炒、烘烤、油炸
雞油		
鴨油		
鵝油		
棕櫚油	220 ℃	熱炒、烘烤、油炸、加工
淨化奶油（ghee）※2	190 ℃ 到 250 ℃	
牛油（beef tallow）	220 ℃	

※1 椰子油有天然抗菌的功能，除了食用外，還特別適合外用，保濕功能一流，是我唯一使用的保養品。

※2 淨化奶油是印度人使用的油，是一般奶油（butter）使用傳統步驟發酵製作而成，難以消化的酪蛋白含量很少，適合東方消化系統。

◎ 一般資料中顯示的冒煙點只能用來參考，原因有三。一是由於它檢測時所使用的油量與做菜時不相符。二是因為許多不飽和脂肪酸高的植物油在經十二道繁複與劇烈的加工後（refined），冒煙點都已經變了，這是為何有些資料上顯示不飽和脂肪酸多的植物油冒煙點，竟會比飽和脂肪酸多的油脂來得高許多的原因。三是許多冒煙點的資料是賣油公司組成的協會自己釋出的。所以最終我們還是必須以自己做菜時的經驗，來確認冒煙點，以視情況選擇合適的油使用。

飽和脂肪酸含量高的油冒煙點高，適合熱炒。由於它穩定不變質，所以用豬油、椰子油做菜，抽油煙機用熱水沖過的抹布，一擦就乾淨，一點也不費力。

需要特別說明的是，由於牛油的多元不飽和脂肪酸很少，飽和脂肪酸含量很高，所以非常適合油炸。麥當勞於一九八三年前，薯條都是用牛油炸的。在法國，傳統的薯條（french fries）也都是用牛油和馬油一起炸的。

各種油要常常換著吃，因為每一種油的營養成份都不同，換著吃容易均衡。一般就是看食材選油，如海鮮多數很配椰子油。有些時候還可以把油混在一起使用，取它們不同的冒煙點與味道。如豬油配麻油炒內臟，豬油可幫助麻油不在低冒煙點冒煙，而麻油可為內臟增添風味。只要是高品質的食材，烹調中可以調整的彈性都很大。

□好鹽

沒有了鹽，食物淡而無味，因此鹽在烹調中的地位崇高。但市面上精鹽的主要成份是已去除礦物質的氯化鈉，營養價值並不高。雖然同樣都是白白的鹽，精鹽和天然原始鹽的營養價值有天壤之別。

加工過的精鹽不但礦物質種類少得可憐、鈉含量太高，且為了要使細鹽不結塊，精鹽還加入了許多添加物，如鋁矽酸鈉（sodium silico aluminate），使得精鹽的鋁含量過高，食用過多易患老年痴呆。精鹽可以拿來做為洗潔劑，但不建議拿來食用。

沒有加工過的天然鹽不管是那一種，都含有八十種以上的礦物質。就是因為營養，所以這些鹽吃起來各個風味獨特，用於烹調，能讓原本品質就高的食材更加好吃。

台灣一般超市有些只買得到精鹽。一些有機食品店或大型百貨公司超市裡，可以找到一些岩鹽、海鹽和湖鹽。其他的好鹽，網路上可以找得

到。好鹽的出產方式及出產地有保障，所以通常價格都較貴。

但其實只要不是精鹽，都仍保有其天然原始的礦物質，能為食材增添營養價值與天然風味。買鹽時要特別注意產地，因為產地是鹽是否受到污染的重要指標。

烹調時最好常常把鹽換著用，這樣才能確保礦物質的平衡。我旅行時喜歡收集當地的鹽，在烹調時，常以不同的鹽搭配不同的食材，如海鮮比較配海鹽的味道，而岩鹽則比較配陸上跑的動物。

□注意是烹調還是加工

現在多數人都錯把加工當成烹調，所以才會有那麼多人把加工食品當作真正的食物在吃。現在的加工科技先進，很多合成的食物，吃起來都很像真的。但是，如果能分清楚烹調和加工的差異，就能在繁多的食物產品中，選出真正營養的食物（見表17）。

食物加工的次數愈多，營養價值也隨著流失。大部份最後製造出來的產品都不是食物原本的樣子，而是屬於加工食品。這樣的食物，不但沒有

表17：烹調和加工的主要差異

烹調	加工
忠於食物的原形，還保有食物全部或部份原本的樣子	將原形食物拆解後再合併，完全看不出來食物原本的樣子
保存或增加食物中的天然營養成份	流失食物中天然的營養成份 因為營養流失，所以要再把人工營養成份再加回去
使用天然營養成份增加食物味道	使用添加物增加食品味道
讓食物天然的營養、或使用天然的調味料增加食物的顏色	使用食用色素增加食品的顏色

營養，而且含有許多身體必須排出的毒素。

例如我們常吃的雞塊就是一例。速食店中販賣的雞塊是將雞肉打成泥，加入各種添加物、防腐劑和非雞肉原料後，再壓成雞塊的樣子，滾進麵粉以及更多的添加劑，再拿去加有防泡泡化學物質的植物油裡炸，這就是為什麼許多大型速食連鎖店賣的雞塊，所用的原料會高達三十幾種的原因。而家裡自製的雞塊，就只是將雞切成塊沾上麵粉，放進好油裡炸，總共應該只有兩種成份。加工食品業喜歡把食物拆解成很小的單位，因為這樣任何一種原料漲價時，成本的波動比較小。

另外一個利用加工合成食物的典型例子是低脂食品。就拿低脂牛奶來說，牛奶裡的脂肪拿出來後，只剩乳清，稀稀的不好喝，所以食品業者會加入澱粉和蛋白質已變形的奶粉再打進去，再加一點添加物讓兩者重新結合。最後要經過一道調合均勻（homogenize）的手續，也就是將加工好的牛奶，藉由高壓濾過細網，讓分子變小，這樣奶和乳清才不易分離，賣相比較好。經過這些加工程序後，才是你在超市買的低脂牛奶。同理，所有的低脂食品，如低脂乳酪、低脂優格等都是以低脂牛奶做原料製成的。

穀類加工食品是另一種典型。傳統上麵粉是用石磨磨出來的，這樣的過程依舊保留了穀類裡許多美好的營養元素。但是，現在不但穀類多是從不營養的土裡種出來的，而且加工成麵粉的手段劇烈，加工完畢後還要漂白。比如，小麥原有二十二種維生素與礦物質。當它加工變成白麵粉後，九八％的維生素 B6、九一％的錳、八四％的鎂、八七％的纖維都流失掉了。原本麵粉中所含一個很重要的營養元素鉻，是為了平衡血糖而存在的，但是加工過後的麵粉，鉻多數也已流失殆盡。就是因為如此，美國規定白麵粉裡要再把維生素 B 群、核黃素、鐵和鈣等多種營養元素加回去，稱這種麵粉為 enriched，意思就是讓營養元素更豐富。但是，這些營養元素都是以人工方式在實驗室裡製造的，其分子的長相與天然的分子不同，

身體並不認得，吸收不了，根本不能算做營養。

所以，只要是用麵粉做出來的食品，都算加工食品，因為它的原料麵粉，就已經是經過多道加工手續了。

除了麵粉類食品外，把加工食品當健康食品來行銷，最成功的要屬美國的喜瑞爾（cereal）了，也就是一盒一盒的早餐穀片。這些盒子裡裝的穀類，經劇烈的加工手段後，長得跟原本的樣子一點都不像。加工後所有的營養都流失了，只好把人工營養元素再加回去，但他們卻給這個過程取了一個很好聽的名字，fortified，意指經過加強的。但研究發現，這些早餐穀片的營養成份比樹皮還少。這些加強過後的科技食物，配上低脂牛奶，廣告上說這樣的早餐比雞蛋營養，我只能說，雖然食物貧乏得可憐，但行銷卻是很可取的。

□避免人工佐料

另一類可怕的加工食品是市面上的代糖、代油和代鹽。這些都是化學合成食品，不但沒有營養，而且阻礙人體內的生理化學過程。因為代糖、代油和代鹽的分子和結構跟本尊長得很像，所以有時它們可以插進細胞的接收器，或是代替本尊修補組織。問題是，雖然長得像本尊，但這些物質卻仍只是替身，非但無法真正代替本尊在體內的功能，而且還常常擾亂原本完好的運作與功能。

人工奶油：人工奶油（margarin），也稱乳瑪琳、瑪琪琳、植物奶油等，這種人工油脂當初是因為戰爭期間奶製品極度短缺才發展出來的，在戰爭之前，這種油多數國家是禁止販賣的。原本乳瑪琳的原料是用天然的牛油（tallow）代替奶油（butter）製作。但後來氫化（hydrogenation）科技發展成熟，氫穿過植物油分子時與鎳合作，便可以讓植物油分子變形，從常溫時的液體變成常溫時仍是固體，讓植物油的冒煙點大大地升高，可

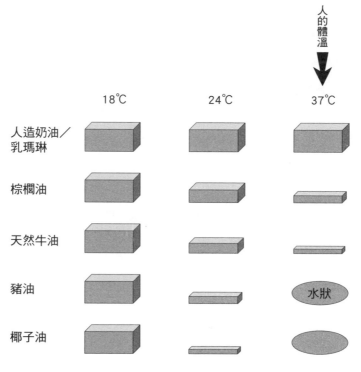

圖3：各種不同油脂的溶點

用於油炸與烘焙，就是現在的乳瑪琳。這種人工奶油在一般體溫下，是無法溶化的，人體幾乎要到發高燒的溫度，才能夠在體內溶解這種人工油脂（見圖3）。

把人工奶油和天然奶油共同放在盤子上擺在窗口，天然奶油最後會發霉消失，但人工奶油卻是放幾年都不會有變化，因為連黴菌都知道這種油不能碰。就因為連黴菌都不吃，用人工奶油製成的食品，上架和保存時間可以無限制延長，所以迅速成為食品工業的新寵。而且由於大家越來越害怕動物性油脂內的膽固醇，所以許多家庭也停用天然奶油，而改用乳瑪琳這種變種的植物油。

人工奶油對全世界人類健康的威脅長遠且巨大。

代糖：天然的糖份來源如楓糖、蜂蜜等，如果取得過程小心，產品沒有變質，那麼這些天然的糖也都含有酵素和營養元素。蔗糖加工成白糖後，白糖已經流失全部的養份，但這個加工過程剩餘的糖漿（molasses），還保有豐富的礦物質如鈣、鎂、鉀、鐵等。不幸的是，天然的糖份全都有一個大問題，那就是它們都有卡路里，攝取量太大也都會大力震盪血糖，傷害身體。就是這個大問題，才給了代糖發展的餘地。

最有名的代糖，要算是阿斯巴甜（aspartame）了，它完全是人工化學合成的食物，手續繁雜，讓人頭昏。它標榜有甜味卻沒有卡路里，但是，這個口號並不完全正確。代糖比一般砂糖甜二百倍，一克的代糖還是有四卡。但由於它很甜，不需要放很多，所以卡路里就沒有多到需要標明在產品上的程度，因此廠商可以標示說它沒有卡路里。其實，就是因為它的甜度太高而卡路里低，所以才有問題。我們的腦子習慣了有甜味就有卡路里跟著，所以，如果有一個很甜很甜的物質入口，卻沒有卡路里跟進，那麼，腦子就要會要你去把那些卡路里找到。所以飲用含代糖的飲料，飲食一定會過量，這也是為什麼那麼多餐館那麼喜歡賣零卡飲料的原因。

其實自然界有它天然的代糖，如甜菊（Stevia），它原產於北美洲西部和南美洲的亞熱帶和熱帶地區，俗稱甜葉菊，因為其葉子味甜而廣為栽種。甜菊可提煉出甜度是蔗糖三百倍的甜菊糖，且熱量低，所以大量食用依舊應小心前面所提食慾過盛的問題。但是，由於它對血糖影響甚微，仍是糖尿病患的好選擇。市面上有售粉狀的甜菊糖，可用於烘焙，使用方便。

另一種是木糖醇（xylitol），這是一種可以作為蔗糖替代物的五碳糖醇，是木糖代謝的產物，木糖廣泛存在於各種植物中，可從白樺、覆盆子、玉米等植物中提取。木糖醇的甜度與蔗糖相當，但熱量只有蔗糖的六

〇％。雖然這種糖類影響血糖的速度很緩慢，但是它依舊會影響血糖，不宜大量食用。這種糖的英文名字通常是以 –ol 結尾，有些人對這種糖過敏，吃了會拉肚子。

還有一種天然的代糖是羅漢果苷（mogroside），這種糖萃取自桂林名產羅漢果。其甜度比蔗糖高三百倍。由於對血糖的影響甚微，所以適合糖尿病患使用。不像木糖醇，我們很少在市面上看到用羅漢果苷加工的食品，是因為美國寶僑早已於一九九五年拿到用羅漢果苷做成代糖的專利權。但該公司認為此種代糖味道複雜，會影響其他食物，不利銷售。羅漢果苷與甜菊一樣，甜度高卻熱量低，即使不震盪血糖，依舊不適宜大量攝取，慎防食物過量的情形。

肉桂也是一種天然的代糖，它能讓食物裡天然的糖份突顯出來。研究顯示，肉桂不但不會震盪血糖，它還有平衡血糖的功能。肉桂可磨成粉便於使用。還有一種天然糖稱龍舌蘭蜜（Agave）常被誤用為代糖，其實它含七〇％到八五％的果糖，一克熱量有六〇卡，跟蜂蜜與楓糖一般，都能快速地大力震盪血糖，不適合當做代糖。

市面上加工食品內使用的果糖（syrup），大多不是從水果裡取出來做的果糖（fructose）。這些果糖的原料可能是玉米、麵粉等，經過加工手續製成的。由於這些加工的糖，糖分子是自由沒束縛的，所以完全不需要消化代謝就能直接震盪血糖，造成嚴重的體重與血糖問題。

代鹽：代鹽是為了去除天然鹽份裡的鈉含量而發展出來的。醫界認為鈉過量，會造成高血壓。但是，只要是天然食品被動了手腳，尤其是從裡面移除成份，一定會經過劇烈的加工。天然鹽份中的礦物質含量有它的道理，動了手腳後的鹽礦物質不平衡，嚴重影響體內水份的分布，不但更容易造成高血壓，還會造成其他因嚴重脫水而出現的症狀，如劇烈頭痛、關節疼痛、腸胃等一連串的問題。

許多食品在加工過度後，必須把人工營養元素再加回去，記得嗎？這些加進去的人工營養元素多是實驗室合成的，人體根本無法吸收，所以如果要看出食品是否過度加工、還有沒有營養，就不能在產品上找「食品營養標示」。因為在這個表上，不管有多少維生素和礦物質，你都看不出那些是身體認得可吸收的（見圖4）。

你要找的是原料或成份表（見圖5）。

如果原料或成份很多，表示加工手續繁複。如果上面還有很多你不認得的名詞，如酸味劑、酵母精、增味劑等，那你的身體也一定不認得，這樣的產品不宜選購。但是，這樣的指標也只能當作參考。不管是台灣還是

營養標示		
每一份量80公克		
本包裝約含1份		
每份		
熱量	390.7	大卡
蛋白質	8.2	公克
脂肪	17.1	公克
飽和脂肪	8.3	公克
反式脂肪	0	公克
碳水化合物	51.0	公克
鈉	760	毫克

營養標示	
	每100公克
熱量	336.5大卡
蛋白質	0.8公克
脂肪	0.1公克
飽和脂肪	0.0公克
反式脂肪	0.0公克
碳水化合物	83.1公克
鈉	506毫克

圖4：食品營養標示表

成　　份：芭樂、糖
添 加 物：亞硫酸鈉、食用色素：黃色4號、黃色5號
梅粉成份：梅子、鹽、甘草、甜味劑（糖精鈉鹽、
　　　　　環己基（代）磺醯胺酸）、食用色素黃色
　　　　　4號、黃色5號、紅色6號。
重　　量：65公克
保存期限：1年
有效日期：標示於包裝上（西元年/月/日）
保存方法：開封後請放置於陰涼處

● 主要成份：麵粉、精製棕櫚油、食用澱粉、糖、花生醬、蝦、
　食鹽、青海苔、醬油、味素、麻油、胡椒粉、辣椒粉、
　麵質改良劑(食品級碳酸鉀)、重合磷酸鹽、羧甲基纖維素鈉)、
　維生素E(天然抗氧化劑)、第三丁基氫醌(抗氧化劑)、
　β-胡蘿蔔素(著色劑)。
● 淨重：80公克。
● 有效日期：(西曆/年/月/日)標示於包裝袋上。
● 保存期限：八個月。
● 保存方法：請避免陽光直射及高溫潮濕處、開封後如未能食用
　完畢請將包裝密封，以確保本產品的新鮮美味。
● 原產地：台灣。

圖5：食品原料成份表

美國，原料／成份標示規定都有很多漏洞，如味精在美國可以標示成天然調味劑（natural flavoring）。在台灣，只有主要成份規定要標明，其他次要成份就不一定。有些防腐劑寫全名，有些就只標防腐劑；有些會標明色素，有些卻沒有標，消費者要格外注意。另外，如果烘焙食品的原料上有植物油，那這個產品也不合格。因為只要它是用於烘焙，那通常用的都是氫化成固體的植物油，因為若不是固體的油，就很難讓烘焙好的產品成形，看起來軟趴趴的。即使它用的植物油不是固體的，多數的植物油在萃取時也已經餿掉了。除了家庭手工麵包和糕餅，還有少數守護傳統烹調的商家外，我從沒有在台北的麵包與糕餅蛋糕店裡，找到用對油做的烘焙產品。烘焙糕餅時用的油應是椰子油、棕櫚油、豬油、奶油等穩定的油。

了解上述種種加工過程對營養的破壞後，我們就會發現其實喝橘子汁不如吃橘子；吃玉蜀黍薄片不如直接吃玉米。但是由於醫界對食物的了解太少，所以我們才常被建議捨棄原形食物，選擇加工合成食品（見66頁）。

說到底只有一個原則，「加工合成的食品不可能比原形食物來得營養」。

第三步：均衡攝取營養元素

均衡攝取食物，不僅指營養元素的種類，同時也指營養元素的量。因為如果種類不足，就會有一種營養元素攝取量特別多，而另一種特別少，這就是不均衡。我們的身體無時無刻不在想盡辦法保持體內平衡，因為這樣的平衡，如血糖、溫度、酸鹼等，提供了生理化學反應最佳的環境。而體內平衡的運作靠的就是營養元素的平衡，因為它們是生理化學反應的原料。所以，營養元素攝取的種類與量，都深深影響著健康（見表18）。

表18：營養元素——檢測攝取種類及攝取量的清單

```
                          ┌─────────────┐
                          │   生化特性   │
                          └─────────────┘
                                 │ IN
                                 ▼
                          ┌─────────────┐
                          │    食物     │
                          └─────────────┘
                                 │
                                 ▼
┌──────────────────┐      ┌─────────────┐      ┌──────────────────────┐
│ 確認攝取種類是否全面 │ ──▶ │   營養元素   │ ◀── │   檢查攝取量是否足夠    │
│ □水              │      └─────────────┘      │ □每餐肉40%           │
│ □蛋白質          │             │             │ □每餐蔬菜40%         │
│ □油脂            │             ▼             │ □每餐澱粉＜20%       │
│ □碳水化合物       │      ┌─────────────┐      │ □每天純水約2000C.C.  │
│ □礦物質          │      │    消化     │      │ □每天一次水果         │
│ □維生素          │      └─────────────┘      └──────────────────────┘
└──────────────────┘             │ OUT
                                 ▼
                          ┌─────────────┐
                          │    健康     │
                          └─────────────┘
```

確認攝取種類是否全面

　　人類是雜食動物，雜食的意思不只是我們「能」吃各種食物，更重要的是我們「必須」吃各種食物才能保有健康，因為我們需要的營養元素是多種多樣的。不管你的血型、種族、出生時的地域，你必須攝取每一種宏量與微量營養素，才有可能健康。

　　人體需要的營養元素可分為兩大類，宏量營養元素和微量營養元素（見 90 頁）。但按照我的分類，宏量營養元素應包括：水、蛋白質、油脂、碳水化合物。微量營養元素是指：礦物質、維生素（見表19）。

　　這些營養素並不像人們分割的那樣，好似獨立存在。其實，它們都無法獨立存在，在體內有複雜的運作網絡。這個世上沒有一樣仙丹能支持所有的生理化學運作。要讓我們的生理化學順利運作，靠的是團隊合作。所

表19：宏量與微量營養元素表

宏量營養元素	微量營養元素
水	礦物質
蛋白質	維生素
油脂	
碳水化合物	

以，如果生理化學是一場籃球賽，你要問的問題是：「我各個崗位的球員是否招齊了？」

也就是水、蛋白質、油脂、碳水化合物、礦物質、維生素是否全部到齊了？

不管你的血型、種族、出生時的地域，每一種宏量與微量營養素你都需要才有健康可言，各種營養元素在體內都有它扮演的角色。

□水

水是人體最重要的營養元素，每樣生理化學反應都少不了它。八週不進食，我們依舊能生存，但是只要幾天沒有水，就有可能活不下去。水占全身體重的五五％至六○％，在籃球隊中，它定是控球員。一般印象裡，水只是拿來溶解或承載重要的元素，好似一個配角。但由於水也掌控體內訊息的傳送，所以，它常常決定了生化反應的方向、速度與品質。所以，水這個控球員不只是帶球走，而且它指揮、策略，自己也參與投籃，大大地決定籃球賽的走向與輸贏。

水在體內的功能很多，如：增進細胞的含氧量、使細胞充水、減緩骨骼、關節、器官的磨擦及震盪、移除廢物、避免組織沾粘、保持細胞正常電流性能、是消化液的最大原料、運送養份進入細胞、濕潤氧氣易於呼

吸、調節體內溫度、排毒、增進細胞間溝通、增進體內自癒過程。

當我們缺水時，全身的疼痛警訊就會大拉警報，所以，不管那裡痛，第一個要檢測的一定是水的攝取量。脫水的人，皮膚和毛髮必定很乾燥，因為細胞不充水，所以身材沒有飽滿的感覺。再來就是骨骼與肌肉的健康，礦物質在體內的利用很依賴水，所以水一不足夠，骨骼與肌肉的運作就受影響。水亦是骨頭與骨頭間幫著承擔體重與幫助潤滑的物質，所以，一脫水，骨骼的運作就好像齒輪卡住了一樣地難使用。多數人不知道，神經傳導物質（neurotransmitter）在神經細胞裡是以單軌的管道在行進，而這個單軌管道是充水的，也就是說，神經傳導物質在這個管道裡是靠著水在承載的。所以脫水的人很容易就憂鬱。又，所有的消化液都是水做的，所以脫水的人必定消化不良。全身的荷爾蒙從腺體內釋放時都是靠水，因此，脫水時，即使有荷爾蒙它可能也到不了它該到的地方，傳送它應傳送的訊息，下達它該下的指令。體內的修復無時無刻不在進行，需要修復的地方需要血水送來養份，修復完畢了，又需要血水把廢物帶走，如果水不足，血就不足，這整個自癒機制就受阻。

我們不但需要足量的水，也必須重視水的品質。最好的水當然是天然的山泉、乾淨溪流裡的水，或是純淨的地下井水。原因是這樣的水流經土壤及岩石，含有無比豐富的礦物質。含有豐富礦物質的水，稱為「硬水」，沒有礦物質的水稱「軟水」，很多家庭都使用軟水以避免水中的礦物質破壞水管，但礦物質是體內平衡水份滲透壓一個很重要的物質，而滲透壓決定了身體裡水的走向，是進細胞還是出細胞？是進血管還是出血管？而水進細胞和出細胞又決定了養份和廢物的走向，所以水中礦物質的平衡對人體的生理化學非常重要。通常，含有豐富礦物質的純淨水，都很解渴。

一般家庭自來水是經過許多淨化手續後才進入住戶的。大部份國家的

自來水都保留原有的礦物質成份，但是在消毒過程中都必須加入氯。

　　氯是一種氣體，如果水放在桌上開蓋三十分鐘，氯就會自動跑掉，喝起來不會有消毒水的味道。在台灣如果要直接飲用自來水，記得一定要煮沸後再飲用。我家是用簡單的碳濾心，現在的碳濾心都做得很好，產品通常會標示它可以過濾的成份以及百分比。加一道過濾手續，以確保不會飲用到農藥及西藥這些自來水廠通常無法完全淨化的物質。但是碳濾心的問題就是無法過濾自來水廠加入的氟。台灣氟鹽管制標準為 0.8ppm，美國為 4ppm，加拿大、歐盟為 1.5ppm。根據最新的研究，氟在這些濃度就已會影響身體健康。簡單地說，加入氟的水已是加工過的水了，礦物質並不平衡。

　　台灣南部很多家庭水源都取自於自家的井水，但由於地下水的嚴重污染，很多家庭都使用逆滲透的過濾系統。但使用這種過濾方式常遇到住家水壓太弱的問題。逆滲透靠的是水壓的力量過濾雜質，於是，水壓不足時逆滲透就可能無法確實過濾。另外，逆滲透技術源自過濾海水的科技，所以它也會將礦物質全數過濾掉。

　　現在最好的過濾器，是結合許多科技製造出來的。比如先利用逆滲透過濾，再經碳過濾，最後路經天然石頭，這樣就把前面過濾掉的礦物質又加回去。如果你在過濾器上的投資很大，我建議你在試用期間找一家有公信力的檢測公司，檢測一下從你們家所用這個品牌過濾器濾出來的水，水質是否讓你滿意。

　　長期飲用沒有礦物質的水，很容易因為礦物質匱乏而染上骨骼、心臟、神經、肌肉等跟礦物質有關的疾病。因此，如果你的過濾系統會將礦物質全數濾淨，如軟水、蒸餾和逆滲透系統等，都應該注意在水中適度添加天然的鹽才能飲用。天然的鹽含有豐富且平衡的礦物質，可以補充水中礦物質的不足。基本上 一〇〇〇 ml 的水只需要添加四分之一茶匙的天然

鹽就足夠了。不同的天然鹽可以輪著使用，這樣可以攝取到不同的礦物質。

　　另外要特別注意的是，每一個人因活動量、氣溫、生化特性的不同，對鹽份的需求量也會有所變動。當你發現加鹽後有水腫的現象，那鹽可能就加太多了，要減少修正。記住一個原則，如果「鹽攝取量增加，水的攝取量也應跟著增加」。

　　此外，水腫也有可能是因為活動量過少造成的。水在體內位於三個部份，也就是在細胞、自由水、血管內（見58頁）。當我們活動時，由於肺部失水多，血管就開始從自由水調水進入血管，自由水就會減少。除了發炎造成的外，水腫的水多是自由水囤積過多造成的，通常是因為電解質失衡或是坐太久不動。

　　如果你不是在調整飲食過程中補水或鹽的情況下引起水腫，那麼就很有可能是發炎、脫水或吃過多味精。體內發炎時會引起局部水腫，而脫水時身體為了保水反而容易水腫，還有味精也會引起水腫。

　　所有的飲料，都不可以算做水。因為多數飲料都會改變體內滲透壓的方向，也都有大量或輕微脫水的功能。

　　通常含咖啡因的飲料，如咖啡、茶等都有大量脫水的功能。脫水功能最強的是含酒精的飲料。而有糖份的水也都會導致輕微脫水，所以喝這些飲料常常會愈喝愈渴。在這些飲料中，唯一不同的是椰子汁，天然無加工的椰子汁礦物質豐富，是很好的運動飲料。不過，不管是那一種飲料，不管它有多好，都沒有辦法代替純水在生理化學中的地位。

□蛋白質

　　蛋白質是組成身體結構、組織的基本原料。除了水以外，蛋白質是占人體組織比例最大的宏量元素，約有一八％。我們的身體需要約五萬種不

同的蛋白質以形成各種器官、神經、肌肉等組織。人體內的酵素、抗體、血紅蛋白、荷爾蒙等都是蛋白質組成的。

蛋白質在人體中的功用，不計其數。當我們的飲食攝取中缺乏必需胺基酸時，體內與蛋白質有關的功能，就都會發生問題。我體驗最深刻的，莫過於它對腦部化學的影響。當初我會開始注意心理門診病患的飲食，主要的原因就是我最難治療的憂鬱症病人幾乎都吃全素，也就是連奶和蛋都不碰的人。油脂組成腦部組織結構，但胺基酸是腦部化學的主要原料，沒有了它，腦部化學很容易進入不平衡的狀態，因而引起精神疾病。

蛋白質在人體內主要有以下的功能：

1. **擔任催化劑**：酵素這種蛋白質管理且促進所有體內的生理化學過程。是一種催化劑（catalyst）。

2. **攜帶氧氣**：血紅蛋白是一種特定的蛋白質，用以製造紅血球以攜帶氧氣。

3. **抵抗外來的入侵者**：人體內的抗體也是一種蛋白質，這種蛋白質作用在抵抗外來的入侵者。

4. **專職體內代謝**：荷爾蒙也是一種蛋白質，專職體內代謝及訊息傳達，對細胞下達指令等，對體內所有的功能影響極大。

5. **平衡血糖**：除了油脂外，蛋白質是另一個唯一能有效平衡血糖的天然營養元素。

6. **刺激淋巴移動**：蛋白質最小的單位常扮演細胞與細胞之間溝通的角色，能刺激淋巴移動是近期的發現。

蛋白質消化過後的最小分子為胺基酸。胺基酸分為三類：必需胺基酸、非必需胺基酸，以及條件性必需胺基酸。我們的生理化學無法自己合成的稱為必需胺基酸，也就是人「必需」從飲食中獲取的營養元素，共九種。我們自己能夠合成的則稱為非必需胺基酸。

除此外則是「條件性必需胺基酸」。這些胺基酸雖然生理化學有能力製造，但是在體內環境差，營養條件不足的情況下，就無法製造生產，而必需從飲食中攝取。比如，甘胺酸的製造需要絲氨酸加上維生素 B6 的幫忙。如果這個人維生素 B6 匱乏，那麼就無法將絲氨酸轉換成甘胺酸。所以甘胺酸就是一種條件性必需胺基酸，因為身體是有能力製造這種胺基酸，但缺了其他的元素它就無法生產，必須要從飲食裡攝取（見表20）。

胺基酸的中文名字翻譯不一，而且研究界對其分類也沒有定見。我使用的分類法，是參考美國國家科學院（National Academy of Science）的分類法。

如果某種食物中包含所有的九種必需胺基酸，而且量都足夠，我們就能稱這種食物為全面蛋白質（complete protein 或 whole protein）。也就是說，必須食物中胺基酸的種類和含量都達到標準，才可以將之歸類於全面蛋白質。也有許多食物含有所有的必需胺基酸，但是如果它的含量不足，

表20：胺基酸的種類

必需胺基酸	非必需胺基酸	條件性必需胺基酸
苯丙胺酸（phenylalanine）	丙胺酸（alanine）	半胱氨酸（cysteine）
纈胺酸（valine）	天冬醯胺酸（asparagine）	麩胺酸（glutamine）
羥丁胺酸（threonine）	天門冬氨酸（aspartic acid）	甘胺酸（glycine）
色胺酸（tryptophan）	絲氨酸（serine）	脯胺酸（proline）
異白胺酸（isoleucine）	高半胱氨酸（homocysteine）	酪氨酸（tyrosine）
白胺酸（leucine）		肉酸（carnitine）
甲硫胺酸（methionine）		牛磺酸（taurine）
離胺酸（lysine）		精氨酸（arginine）
組胺酸（histidine）		鳥氨酸（ornithine）
		羥基脯氨酸（hydroxyproline）

無法支持人體正常的生化機能，那就只能稱之為非全面蛋白質（incomplete protein）。

比如黃豆雖然含有所有的必需胺基酸，但是由於其中兩種含量實在太小了，所以依舊只能叫它非全面蛋白質。其實黃豆與藜麥（Quinoa）已是植物性食物裡必需胺基酸最全面的了，其他植物性食物中色胺酸、離胺酸、甲硫胺酸、羥丁酸含量都微不足道，所以植物性蛋白質全都屬於非全面蛋白質。而動物性蛋白質除了動物性凝膠外，全部都屬於全面蛋白質。所以過去的健康教育課本上寫的都是「動物性蛋白質優於植物性蛋白質」。全面蛋白質的標準，也就是九種必需胺基酸每一種必需達到的含量標準（見表 21）。

食物中較豐富的蛋白質來源有：奶、蛋、海鮮、各種肉類。少量蛋白質來源為豆類。

動物性蛋白質在體內拆解成胺基酸，再合成我們所需的蛋白質的速

表21：必需胺基酸的基本含量標準

必需胺基酸	含量（mg 胺基酸 /g 蛋白質）
色胺酸	7
羥丁胺酸	27
異白胺酸	25
白胺酸	55
離胺酸	51
甲硫胺酸	25
苯丙胺酸	47
纈胺酸	32
組胺酸	18

度，比植物性蛋白質的速度要快。原因是動物性蛋白質的胺基酸不但全面，而且含量高，不只如此，它通常還挾帶著幫助蛋白質吸收的重要輔助因素，那就是天然的油脂。

老一輩的人常常說：「吃什麼補什麼」。我門診的病患如果長期傷害臟器或腺體，最後要補的，多是乾淨動物的臟器與腺體，這才能使得痊癒過程走完。

健康諮商室

吃肉真的會讓體質變酸？

說到動物性蛋白質，一定要釐清一個根深柢固的錯誤觀念，那就是「吃肉會造成酸性體質」這點。

科學家決定到底什麼是酸性食物什麼是鹼性食物時，用的是把食物燒盡的灰溶在水中來檢測的方法。但問題是這種實驗室的滴定檢測法（titration）並沒有辦法複製食物在消化道中的分解與體內利用。以檸檬為例，一個一百克的檸檬其實含有三克的糖。但在實驗室裡把檸檬燒成灰燼後，這些灰燼卻只留有礦物質元素。多數礦物質是鹼性的，而植物的組織多是礦物質建構的，因此用這種方法來判斷什麼是酸性什麼是鹼性食物，就會發現植物性的食物多屬鹼性食物，即使是高糖的天然碳水化合物如蜂蜜、楓糖等；但多數的動物性食物用這種方法檢測出來則偏酸性，是因為動物性蛋白質含有豐富的硫磺（sulfur）和磷酸鹽（phosphate），燒出來的灰燼溶於水後呈現酸性。

這種檢測方式致命的矛盾來自於對「糖」的酸鹼定義。對於食物酸鹼各家最大的共識為糖是酸性食物，會讓體質快速變酸。那水果裡大量

的糖份算不算酸性的呢？如果算，為什麼多數的水果會歸類於鹼性食物呢？且常常被用於改善酸性體質呢？

　　我當初所受的教育也是如此看食物酸鹼的，但是，我發現它與病患的唾液 pH 檢驗不相符。是女兒有一日跟我說：「媽媽，你知道檸檬裡的糖份跟草莓的差不多吧！」這才提醒我該正視這個問題。著手研究此議題時，發現了研究領域上的缺陷。我們對食物裡各類的營養元素了解甚深；我們對各類身體裡的化學反應也非常清楚，問題卻出在這兩件事的中間過程，食物從進身體一直到出來時，它所有的變化，我們現在卻無法跟蹤。這是為何幾乎各類食物對體內酸鹼影響的研究，不管是測唾液、頭髮的礦物質、尿液等，只要是夠負責任的，都要強調它們無從知道不同消化系統間食物分解對體內酸鹼的影響。

　　其實，世界上的食物，從不是有這個就沒有那個。多數的食物營養元素是混著來的，就像它們通常都有飽和脂肪也有不飽和脂肪、有糖也有礦物質、有油也有肉。食物的營養元素複雜全面，因此身體也發展出高度複雜的機制來利用它們。我們的身體是活的，不像實驗室裡的試管是死的，所以新陳代謝（metabolism）的英文字根含意就是「改變」（metabol=change），因為它有能力應變。人體在體內酸鹼平衡的應變能力，有四個主要的方向：

一、平衡不是單向而是雙向的：

　　三大宏量營養元素在體內消化後，在它完成任務離開身體前，依不同的生化過程，產生各種不同的代謝物，如碳水化合物代謝後轉為能量，代謝物是二氧化碳，二氧化碳溶於水後呈酸性；脂肪酸的代謝物為酮體（ketone bodies），這些酮體一部份用於提供心臟與腦部的能量，

一部份溶於水後呈弱酸；蛋白質的代謝物為氨，也就是阿摩尼亞，部份的氨在肝臟轉成尿素、由於氨溶於水呈現弱鹼，部份的氨轉換後用於平衡尿液中的酸鹼。

代謝後的產物如果溶於水呈酸性，我們稱之為酸載量（acid load）。碳水化合物中的糖與油脂皆能產生代謝物二氧化碳，二氧化碳溶於水後，呈酸性，這就是以滴定方法檢測檸檬時無法抓到的酸性物質。動物性蛋白質由於含磷酸鹽與硫磺，所以代謝物為鹽酸（hydrochloric acid）和硫酸（sulphuric acid）。因此，就算你絕食，體內組織燃燒後，酸載量依舊能上升（見表1）。

這就是一般人對體內酸鹼看法開始出問題的地方。

我們假設人體應是鹼性的，所以只要有酸，就是壞的。但是，把酸鹼值 pH 表展開來看，純鹼 pH 值為 14，純酸 pH 為 0，中性為 7，我們的血液其實是落在偏中性的 pH7.35 至 7.45 間。

如果我們認為，只有鹼好，酸都是壞的，那表示圖一中的箭頭只有往右走，才是唯一對的方向（見圖1）。

但是，一旦血液 pH 往右大步走，就是鹼中毒（alkalosis），當血液酸鹼值大於 pH7.45 時稱鹼血症（alkalemia）。鹼血症有代謝型與呼

表1：三大營養素分解後產生的代謝物

營養元素	分解	酸載量
碳水化合物	糖	二氧化碳
油脂	脂肪酸	二氧化碳
蛋白質	胺基酸	鹽酸、硫酸

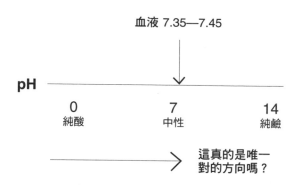

血液 7.35—7.45

pH

0　　　　　　　7　　　　　　　14
純酸　　　　　　中性　　　　　　純鹼

這真的是唯一
對的方向嗎？

圖1：人體酸鹼值在pH表中的位置

吸型兩種，會出現肌肉疼痛、抽筋、抽搐、僵硬、心臟跳動紊亂、頭痛、疲倦、迷糊、愛睏等症狀，嚴重的可能會失去意識、昏迷不醒。鹼血症通常是換氣過度（hyperventilation），二氧化碳過少，或過度使用鹼性藥物的結果，例如治療胃炎或是消化性潰瘍所使用的碳酸氫鈉或抑制胃酸藥物均是。它也會由嘔吐、腹瀉、脫水或腎病引起。血液酸鹼往左大步走時也是一樣，這就是酸中毒（acidosis），血液酸鹼值小於pH7.35 時則稱酸血症（acidemia），亦分成代謝型與呼吸型，症狀與鹼中毒相似。酸血症通常是換氣不足，二氧化碳過高引起。其他成因多與食物組合不平衡、糖尿病、肺、腎與肝等疾病相關。所以，pH 大步往右或往左走，都不是好事。因此身體在設計酸鹼緩衝系統時，其實目標是往中間走。因為血液 pH 一定要保持在 7.35 到 7.45 這個狹小的範圍內，生化運作才能順利進行（見圖2）。

　　當體內 pH 失衡時，人體第一道緩衝系統就開啟。由於二氧化碳溶於水時呈酸性，所以 pH 往左移動過大，也就是變酸時，呼吸會變快，讓過多的二氧化碳從肺排出，pH 即往中間移動。同理，pH 往右移動過

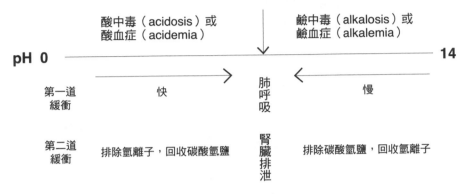

圖 2：人體酸鹼平衡緩衝系統運作方式

大時，呼吸就會變慢，以保留二氧化碳，目的一樣是讓 pH 值往中間移動。這道緩衝系統反應迅速。接下來，第二道緩衝系統會跟著開啟，讓酸或鹼從腎臟順利排出體外。由於氫離子（H^+）多時血液就變酸，碳酸氫鹽（HCO_3^-）離子多時血液就變鹼，血液 pH 往左移動過多時，腎臟就排氫離子保留碳酸氫鹽離子，當血液 pH 往右移動過多時，腎臟就排碳酸氫鹽離子保留氫離子。

　　所以我們可以看得出來，緩衝系統不只能單向行徑，它可以從右往左移動、從左向右移動。這種應變能力靠的是勒夏特列原理（Le Chatelier's principle）又稱平衡移動原理，也就是說這種平衡是一種動態平衡，如果改變影響平衡其中的一個因素，如溫度、酸鹼、壓力、濃度等，就會改變方向達到新的平衡。這個定律常用於各種領域，如經濟、物理，化學也包括在內。我們以著名的碳酸—碳酸氫鹽（carbonic acid-bicarbonate）緩衝系統為例，它的緩衝過程用以下的化學式來表達：

$$CO_2 + H_2O \rightleftharpoons H_2CO_3 \rightleftharpoons HCO_3^- + H^+$$

二氧　　水　　碳酸　　碳酸　　氫
化碳　　　　　　　　　　氫鹽

　　二氧化碳溶於水後形成碳酸（H_2CO_3）（呈弱酸），經酵素催化可化成碳酸氫鹽（HCO_3^-）離子與氫離子，化學式往右移動。氫離子愈多就愈酸，而碳酸氫鹽越多就越鹼。因此，如果血變酸，也就是氫離子變多，就會與碳酸氫鹽結合，化學式往左移動，使呼吸加速，把二氧化碳排出，讓酸鹼平衡（見圖1、圖2）。它可以由左往右移動；也可以由右往左移動，是一種動態平衡。

二、試管是死的身體是活的

　　因為動物性蛋白質含豐富的磷酸鹽和硫磺，很多人因此相信由於磷酸與硫酸燒成灰燼後溶於水呈酸性，所以肉類一定是酸性食物。但是，當食物進入消化系統後，它並不是燒成灰燼，它是分解成胺基酸、脂肪酸和糖這樣的基本分子，以利身體合成與使用。它們最大的不同就是，磷酸鹽燒成灰後在死的試管內不會再起變化，但是，磷酸鹽從食物中被分離後，它能依體內需求而起天翻地覆的變化。所以，標示為酸性體質來源的磷酸鹽，反而是體內酸鹼平衡中重要的磷酸鹽緩衝系統（phosphate buffer system）的主角。磷酸鹽離子是細胞內含量最豐富的離子，依需求而定可以合成為鹼性的一氫磷酸鹽，再與氫離子結合中和過酸環境；它也可以合成酸性的二氫磷酸鹽，與氫氧化物這類的鹼性物質結合，以中和過鹼環境。所以由此我們可以看得出來，食物入口後並非油進油出、鹼進鹼出、酸進酸出，因為生理化學變化萬千，最後它會變成什麼，完全依需求而定。一旦需求改變，它也能依環境的改變而

變化，這就是體內活的生理化學與實驗室中死的試管最大的不同。

三、體內各處酸鹼不一

多數討論體質酸鹼時，是以血液酸鹼為指標。其實，體內各處的酸鹼值因為功能不同而各自有異。如，胃的環境就比血液環境酸許多，以此來消化蛋白質。而肉類的代謝物硫酸在這裡就派上用場了，硫酸與鹽相遇，就是胃酸中鹽酸（hydrochloric acid）的原料。因此，當肉類攝取過少，同時又大量攝取碳水化合物時，由胃酸過少引起的胃食道逆流的情況便很普遍。

四、緩衝系統存在於體內各地

除了上述的緩衝系統外，體內各地還有蛋白質緩衝系統，如血紅素能平衡紅血球內的酸鹼；如蛋白質代謝物氨可以轉成銨，幫助平衡尿液酸鹼平衡。人體的骨頭亦是緩衝系統的重要成員之一。骨質內七〇％是磷酸鈣（calcium phosphate）組成的，而鈣與磷酸鹽都同時能平衡酸鹼。研究顯示，當體內酸載量突然變大時，有四〇％都要靠調度這些磷酸鈣才能快速予以平衡。由於牙齒最外層的琺瑯質有九〇％是磷酸鈣組成的，因此蛀牙最普遍的原因並非糖吃多造成牙蟲，而是因為食物組合不正確，讓體內酸載量突然增加，磷酸鈣調度過多用以平衡酸鹼，這才造成琺瑯質變薄。

從以上的機制我們可以看出，酸鹼在體內並沒有好壞之分，而多數的酸鹼，只要時間足夠，都是身體可以輕易平衡的。就因為身體緩衝酸鹼需要時間，因此酸載量上升的速度，便是所謂體質酸鹼的關鍵。三大宏量營養元素中，蛋白質與油脂的消化速度慢，碳水化合物如果沒有前

述兩樣來減緩分解速度時，分解成糖的速度快得難以想像。現代我們飲食中最大的改變，便是糖份的攝取。糖份被細胞利用後產生能量與二氧化碳，二氧化碳溶於水為酸性。由於它進入體內的速度快，代謝也快，產生酸的速度亦快，所以我才一直強調糖讓血液變酸的速度最快。緩衝系統來不及處理快速提高的酸載量，造成酸血腐蝕血管壁，讓血液酸鹼往左快步走，出現各種酸中毒的症狀。因此我們在過度食用精緻澱粉類食物後，常會感到昏昏欲睡、疲倦不堪，它就是糖快速讓酸在血液裡升高來不及緩衝的結果。仔細觀察我們現在的飲食，早中晚三餐都不平衡且快速化成糖，整日都讓酸載量快速變高，緩衝不及，因此形成酸性體質。

　　既然酸鹼緩衝機制的運作需要時間，因此放慢碳水化合物分解的速度便能給緩衝系統它所需要的時間，而能讓碳水化合物分解變慢的食物，就是肉類與油脂類食物。所以，要讓體內酸鹼保持平衡最好的方法，就是碳水化合物跟著油和肉一起入口。也就是說，素葷平衡攝取。

　　難怪我原本只吃素的病患在餐餐加入肉類食物，以及我原本只吃肉的病患在餐餐加入各類大葉蔬菜後，唾液 pH 測試的顏色都開始起變化，不偏左也不偏右，剛好落在 pH 值的中間。可見，平衡飲食就是平衡體質酸鹼的根本之道。

口油脂

油脂占人體組織的一五％。動物性與植物性的油脂都能提供人體穩定且持久的能量。人的生理化學需要高品質的油脂，才可能順利地運作。

油脂的功能很多，例如：

1. 提供穩定的能量
2. 有效平衡血糖
3. 幫助脂溶性維生素 A、D、E、K 吸收
4. 位於器官外層保護器官
5. 是心臟最喜歡的能量來源
6. 是細胞膜以及多種荷爾蒙的原料
7. 幫助蛋白質在體內被有效利用
8. 減緩消化時間以調控能量被有效利用
9. 讓食物美味可口

動物性油脂包括了：羊油、奶油、牛油、豬油、鵝油、鴨油、雞油。植物性油脂包括了：椰子油、棕櫚油、橄欖油、麻油，以及各式堅果裡的油（見 123 頁）。

口碳水化合物

碳水化合物占身體組織的二％。碳水化合物是由植物行光合作用生產的。它的化學分子是由各種不同的醣類組成，因此只要是植物性的食物，不管是不是因為纖維素的高低而影響消化快慢，最後都還是消化成糖。碳水化合物的分類與其他營養元素一樣，複雜少有共識，附表是常見的種類（見表22）。

碳水化合物在人體內的功能如下：

1. 提供腦部能量

表22：常見的碳水化合物種類

單醣	雙醣類	多醣類或多聚醣
葡萄糖： 這是最重要的單醣，人體中的血糖就是血液中的葡萄糖。葡萄糖有淡淡的甜味，多與果糖結合存在於水果中，因在葡萄中含量豐富而得名。	蔗糖： 蔗糖是由一分子葡萄糖和一分子果糖結合而成，白糖、砂糖、紅糖等都是蔗糖。	澱粉： 是植物用以儲藏的養份，穀類、豆類、根莖類等澱粉含量都很豐富。澱粉經消化作用後先成為糊精，繼續分解為麥芽糖，最後分解為葡萄糖，為人體所吸收。
果糖： 果糖的甜味約為葡萄糖的兩倍。果糖在人體內被吸收後，即轉變為葡萄糖。果糖在水果和蜂蜜中含量豐富。它的代謝，幾乎完全發生在肝臟。	麥芽糖： 因存在於發芽的種子中而得名，麥芽糖是由兩個分子的葡萄糖合成的。	纖維素： 纖維素是植物細胞壁的主要成份，分布於植物的根、莖、葉、花、果、種子的外殼。在人體消化道無法被消化。
半乳糖： 半乳糖不能單獨存在於自然界，它主要來自於乳糖的分解，甜度低於葡萄糖。在人體內被吸收後，在肝臟中轉變為葡萄糖。	乳糖： 因存在於動物乳汁中而得名，它是由一分子葡萄糖和一分子半乳糖結合而成，甜味只及蔗糖的六分之一。	果膠： 一種主要存在於水果中的膠凍狀物質，在人體消化道無法被消化。

2. 幫助代謝蛋白質與油脂

3. 有助細胞間的溝通

4. 提供肌肉迅速且短暫的能量

5. 提供纖維有利腸道益生菌繁殖

6. 提供纖維有利排便

表23：精緻與非精緻碳水化合物來源

單一碳水化合物		複合碳水化合物	
精緻 🚫	非精緻 ✅	精緻 🚫	非精緻 ✅
白砂糖	水果	白麵包、雜糧饅頭	沒有壓扁的燕麥
果汁	楓糖	白米	糙米
果糖	蜂蜜	白麵、蕎麥麵	豆類

　　碳水化合物的來源可以分成兩類，一種是單一碳水化合物，另一種是複合碳水化合物。在這兩種類型裡，又各分成精緻與非精緻的兩種，精緻型的碳水化合物是經過加工製成的，而非精緻型的碳水化合物則是沒有經過加工的（見表23）。

　　原則上，非精緻的比精緻的來得營養許多，因為非精緻的都是原形食物。許多人常覺得因為非精緻單一碳水化合物是天然的，比較營養，所以就肆無忌憚地大量攝取。其實，不管天然與否，糖就是糖，除了綠葉蔬菜有纖維素不震盪血糖，其他的碳水化合物沒有了油脂和蛋白質來平衡血糖，它們都能大力地震盪血糖，所以攝取量與食物的組合一定要注意。就像許多人想美容養顏，就單喝蜂蜜水，但它震盪血糖的速度快，也可能種下血糖不平衡的病根。在複合碳水化合物的世界裡，非精緻的複合碳水化合物震盪血糖的速度要比精緻的來得慢。由於一般為糖尿病患開的課程也是這麼教的，所以，許多人對於非精緻複合碳水化合物的攝取量，也一樣是肆無忌憚。其實，如果食物組合錯誤，沒有油脂與蛋白質平衡，攝取量不適當，吃糙米、燕麥也可以吃出糖尿病。因為不管它是那一種碳水化合物，單一、複合、精緻、非精緻，它最終都是消化成糖，也全部都有大力震盪血糖的能力。

　　在碳水化合物中，唯一不會震盪血糖的，便是所謂的膳食纖維類

（fiber），如上述的纖維素（cellulose）和果膠（pectin）便是例子。膳食纖維不會震盪血糖最主要的原因，是因為它不能被人體分解，但是它卻無法平衡血糖。膳食纖維分兩類，一是非水溶性膳食纖維，如纖維素，也就是植物的細胞壁。另一種是水溶性膳食纖維，如果膠。水溶性的膳食纖維多能被益生菌經發酵過程分解，是很好的益菌素。非水溶性的膳食纖維則能吸引水份有助排便。就是因為纖維有以上的特質，因此葉菜類的蔬菜多吃有益。要特別注意的是，很多纖維是與高澱粉同時存在於植物中的，如豆類、穀類、水果、根莖類食物。纖維不會震盪血糖，但是澱粉卻能以很快的速度震盪血糖，因此要食用這些食物時，要考量它震盪血糖的速度。比如很多人吃地瓜是為了攝取纖維，地瓜是含有豐富的纖維，但是它含有更多的澱粉。一個一百克的地瓜，只含有三克膳食纖維，卻有高達近二十克的澱粉，所以在考量平衡的一餐時，根莖類如地瓜、玉米、馬鈴薯，豆類與穀類都應歸屬於澱粉類，要注意食用的份量，以及與肉類和油脂的搭配。

□礦物質

礦物質占身體組織的四％。與油脂、蛋白質、碳水化合物這些營養元素不同，礦物質無法經由人體的生理化學自行合成，必須完全靠攝取食物才能取得。我們體內各種礦物質的比例與地球上各種礦物質的比例相近，我們的礦物質來自於大地，最終也回歸於大地。在已知的一○三種礦物質中，大概有二十種對人體的生理化學有決定性的影響。礦物質也分成宏量與微量，端看體內所需要的量而定，但是，這不表示需要的量少就比較不重要。目前科學界對我們體內所需的微量礦物質及其需要量看法並不一致，所以提供的人體所需礦物質表只供參考（見表24）。

礦物質在人體中擔負的功能如下：

1. 輔助（co-factor）酵素反應的生成

表24：人體所需礦物質含量表

宏量礦物質元素	微量礦物質元素
鈣（calcium）	鐵（iron）
磷（phosphorous）	銅（copper）
鈉（sodium）	鋅（zinc）
鉀（potassium）	硼（boron）
氯（chloride）	矽（silicon）
鎂（magnesium）	碘（iodine）
硫（sulfur）	鉬（molybdenum）
	鉻（chromium）
	錳（manganese）
	硒（selenium）
	釩（vanadium）
	鋰（lithium）
	鍺（germanium）

2. 平衡體內酸鹼度

3. 決定體內滲透壓方向

4. 促進營養元素成功跨越細胞膜

5. 保持正常神經傳導

6. 收縮與放鬆肌肉

7. 調節組織生成

　　礦物質可從高湯、天然鹽、蔬菜、貝類、海鮮、海藻（海藻類食物碘含量是一般食物的四百倍；貝類裡的鋅含量特別高）、礦物質豐富的水中取得。

□維生素

維生素占身體組成的一％，但人體的生理化學無法自行合成維生素，所以只能靠攝取動、植物食物取得。多數的維生素只能在天然輔助因素的協助下才能發揮它的功能。維生素天然的輔助因素為油脂、礦物質、酵素和其他的維生素。維生素分為脂溶性與水溶性兩種（見表25）。

維生素在人體內的功能主要是協助酵素進行新陳代謝、幫助消化、排便，以及抵抗疾病，如維生素 C 便可有效提高免疫系統能力。

維生素的來源極多，奶、蛋、蔬菜、水果、肉類、油脂、海鮮，幾乎所有天然、品質高、未經過度加工的食物都有豐富的維生素。特別要提醒的是，脂溶性維生素如維生素 A 和 D 屬動物內臟含量最豐富。

維生素匱乏分成兩類。第一類稱主要匱乏（primary deficiency），也就

表25：維生素的種類

脂溶性維生素	水溶性維生素
維生素A	維生素B1
維生素D	維生素B2
維生素E	維生素B3
維生素K	維生素B5
	維生素B6
	維生素B12
	維生素B9 （又稱葉酸，folic acid）
	維生素B7 （biotin）
	維生素C
	肌醇（inositol）
	膽鹼（choline）

是因為飲食中缺乏維生素，而造成匱乏。第二類稱次要匱乏（secondary deficiency），這種匱乏並不是因為飲食裡維生素不夠，而是其他因素影響維生素的吸收、利用所造成的。主要匱乏大多只會發生在落後國家裡。

在我的門診經驗中，多數我們的維生素匱乏，是來自於輔助因素的缺乏，以及濫用西藥。最缺乏的輔助因素便是油脂的攝取不足及太陽的曝曬過少。

不吃油，吃再多的脂溶性維生素也沒有用，因為維生素 A、D、E、K 要先溶在油脂中，才能被身體吸收。我常見很多父母給孩子吃一大堆紅蘿蔔素豐富的食物，卻不給孩子吃油。結果，孩子的視力不但沒有改進，手臂卻起了一粒一粒的東西，那就是維生素 A 不足的症狀。給孩子的飲食裡加入油脂後，一粒一粒的東西就消了。缺乏脂溶性的維生素，會導致嚴重的健康後果。

維生素 A 匱乏時，我們的皮膚組織最外面的角質層就會受損。這是為什麼不吃油的人，皮膚與頭髮都很乾燥，要拚命擦乳液和護髮乳的原因。它對所有組織的表層都有同樣的作用，所以，維生素 A 匱乏時，眼角膜也會受損影響視力。通常不吃油的人，夜間視力不佳是最明顯的症狀。除此之外，我也常見到病患開始吃好油後腸道健康跟著恢復，因為腸道組織的表層亦受維生素 A 的影響。

維生素 D 是太陽 UV 照射到皮下的膽固醇轉換而成的，所以沒有油脂，又不曬太陽，維生素 D 必定匱乏。維生素 D 匱乏時，所有體內礦物質的利用都會被擾亂，因為維生素 D 幫助礦物質吸收及利用。就像前述，礦物質一失衡，我們的肌肉與骨骼功能就都會打折。缺乏維生素 D 的人，多有清晨身體僵硬、骨質疏鬆、關節疼痛、抽筋、閃到腰等症狀。有時冬季太陽很少出現時，這些症狀也很容易出現。我常在門診中見到病患每日定時吞維生素 D 與鈣的綜合錠劑，但服用的劑量隨著症狀加重愈加愈高，

卻一點都沒有抒解症狀。可是一開始吃好油與適量曬太陽後，就會慢慢忘記要吃這些保健品，因為症狀會開始一一消失。

維生素 E 匱乏時，影響的是神經與肌肉之間的合作，會出現與維生素 D 匱乏時相似的肌肉組織相關症狀。除此之外，它還會影響掌控口語的肌肉，同時影響震動感官（vibratory sensation），包括了聽覺。我最常見的情況是，耳背的老人家在油脂平衡後，聽覺就變得靈敏了。除了缺乏油脂造成維生素的匱乏外，常常腸道健康也會大大影響維生素 E 的吸收。但是，由於油脂會影響維生素 A 吸收，而維生素 A 會影響腸壁健康，所以無法確定是油脂缺乏先引起維生素匱乏，還是腸壁不健康先引起的。但可以確定的是，如果要修正維生素 E 匱乏，補充油脂與修復腸壁一定要同步進行。

維生素 K 不足，最明顯的就是這個人很容易瘀青，因為維生素 K 與血管健康息息相關。尤其若微血管破裂不是發生在外部——如瘀青和鼻血，而是體內出血（hemorrhage），就更加麻煩。我們維生素 K 的來源，極度依賴腸道益生菌的代謝。因此，就如維生素 E 的情況，維生素 K 的平衡，靠的是均衡攝取油脂與保持腸道益生菌的平衡。

身體可以大量儲存維生素 A、D、B12，這些大多是擺在肝臟裡。我們也能儲存少量的維生素 B3。但其他的維生素多要靠營養豐富均衡的食物不斷地提供，所以濫用西藥是另一個造成多數先進國家維生素匱乏最主要的原因之一。每一種西藥都會讓不同的營養元素如礦物質與維生素大量流失。長期服用藥物，再加上沒有習慣均衡攝取高營養的食物，很容易就造成礦物質失衡、維生素匱乏，這就是藥物副作用的來源。

檢查攝取量是否足夠

我們的身體不是個視野狹窄、斤斤計較的機制，它是有智慧、慷慨大方的，它是以宏觀的角度在管理你的健康。身體的運作好似一個好球隊的

教練，它不計較每一個球員的統計資料，不對任何一個球員有偏見，它要的是贏球。身體從不花精力細數卡路里、那個幾克、這個幾克，這個有多少維生素 A、那個有多少鈣，它不特別喜歡碳水化合物，或是對油脂有偏見。它有智慧調度現有的營養元素，它要的是生存，再來是平衡，最後取得健康。這是為什麼大方的身體多是在所需資源緊縮好久好久後才顯現症狀，但是，只要適時補給它所需的，回復健康的速度多比破壞健康所需的時間要短很多。

　　就是因為身體是以這樣宏觀的態度在管理健康，所以我們現有視野狹窄、斤斤計較的營養制度如此無效。就是因為我們視野狹窄，才會導致一說水果裡維生素豐富我們就大量吃水果；也才會導致因為對油脂有偏見，所以連肉都不敢碰；就是因為我們斤斤計較，才會去數卡路里，數到最後什麼都不敢吃。這樣的營養制度，看到的都只是生理化學所需的一部份，而不是宏觀地在看身體的運作。我們要生存，要平衡，最後達到健康，不能只靠碳水化合物，或是油脂，或是蛋白質，或是水。我們要生存、要平衡、要健康，靠的是全員合作，也就是它們同時都要出現在你的盤子上。

　　所以我們不能一直盯著營養元素，因為它們之間的關係複雜難解，我們應該適時把眼光放遠，著重在食物上，因此在討論營養元素的攝取量時，我建議直接由食物攝取量來判斷，而不是把營養元素拆開來分析。其實，知道自己吃得均衡與否很簡單，不用費心去算卡路里或是把營養元素拆解開來計算，只要目測你的盤子，就可以看得出來是不是均衡。盤子上應有用好油做的一點肉、一點菜，一點承載油脂的澱粉（可無），水果餐後吃，一天一次即可，水則是整天都不忘補充。這個盤子上的比例不變，因為它是均衡的比例，但是在比例不變的前提下，飲食的量，卻可以隨著體能活動的要求而改變。這樣的飲食，並不斤斤計較，充滿了彈性，均衡地支持健康。

符合人體需求的食物攝取量比例應當是每餐：肉四〇％、蔬菜四〇％、澱粉小於二〇％、每天水量以體重公斤數 ×33 來算，一般人約都在純水二〇〇〇 c. c. 上下、每天一次水果（見圖6）。

　　我要再次強調以上每餐的食物比例只是一個建議，使用者一定要知道，幾乎所有的食物、營養攝取量建議，都是沒有根據的。這麼說有兩個原因，第一個原因是我們不是身體，所以無法知道它到底什麼時候要什麼、要多少？第二個原因是，我們對營養的需求隨著活動量、季節與健康狀況而有變動，所以一個框死的百分比絕對只能做參考。我以上的建議，是由門診經驗而來的，這樣的比例容易確保血糖的平衡。要判斷到底肉和油吃得夠不夠多，很簡單，只要看看下一餐餓時，是不是會出現手抖、冒汗，很不舒服的症狀。如果到了下一餐，只是餓，卻不會難過，那麼油和肉的比例應該是足夠了，這樣再配上一些青菜，就均衡了。

　　很多人會問，如果吃的肉上面也有肥肉，那算不算在油脂中？答案是：「算」。最好的油脂，是附在肉裡一起來的。如果料理用的肉是瘦肉，那就記得要用好油去做。青菜如果是用好油去料理，那裡的油也可以一併算進油脂類。因為油一吃多就膩，不容易過量，所以不用斤斤計較。可

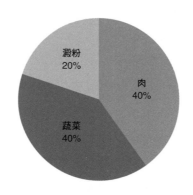

圖6：每餐各類食物攝取量參考比例

是，如果油吃得不夠多，那肉和碳水化合物就都很容易過量，這是為什麼吃肥肉幾口就飽，但吃瘦肉就可能因為一直夾而沒注意，大大地超過比例。或吃麵包時沒跟著油一起入口，所以吃多少都不覺得飽，最後就超過比例。其實，飲食比例的平衡，弄清楚了什麼是澱粉、什麼是蛋白質、什麼是油脂類後，很容易就能掌握。

除了一點油、一點肉、一點菜外，每一天都要喝足夠的純水，以及控制水果的量。水果的糖份比蔬菜高許多，而台灣水果的糖份，則比其他國家水果的糖份高更多。所以，把水果當點心吃，跟吃巧克力蛋糕沒什麼兩樣。水果裡的維生素與酵素，不需吃那麼大量才攝取得到。所以，水果一天一次，一次一小份，就綽綽有餘了。還有就是因為水果的果糖很高會持續震盪血糖，所以，一定要隨著有油有肉的食物一起攝取。

之所以特別強調高澱粉類食物如麵包、麵食、米食等比例要壓低，是因為這類碳水化合物消化成糖的速度很快，震盪血糖的速度也很快。就是因為它影響血糖的速度很快，所以澱粉類的食物都應該與肉和油脂搭配，因為它們能夠有效平衡血糖。所以大部份的傳統飲食中，澱粉都是與油脂搭配的（見 26 頁）。當烹調方法興起後，油脂和肉開始於烹調過程中分離。要把油脂單獨加回飲食裡很容易讓人感到膩，可是油脂跟著澱粉一起吃，卻好吃得很。所以，澱粉的發展目的，本就是為了當承載油脂的工具。既然是工具，那麼澱粉的量就不需要多，每餐不要超過二〇％，而且最好是配著油一起吃。我吃麵包一定配奶油，吃米飯一定配椰子油或豬油、鵝油，吃餅、吃麵定配有油的湯。

我常見病患因為想吃澱粉，而增加油脂的攝取量，這是本末倒置的方法。如果由於想吃澱粉，而增加吃油和吃肉的量，這就泯滅了身體原本對食量需求的判斷，對保持體內平衡及消化健康是有害無益的。由於現在的澱粉都實在做得太好吃了，誘惑太多了，所以，澱粉的攝取量需要大家有

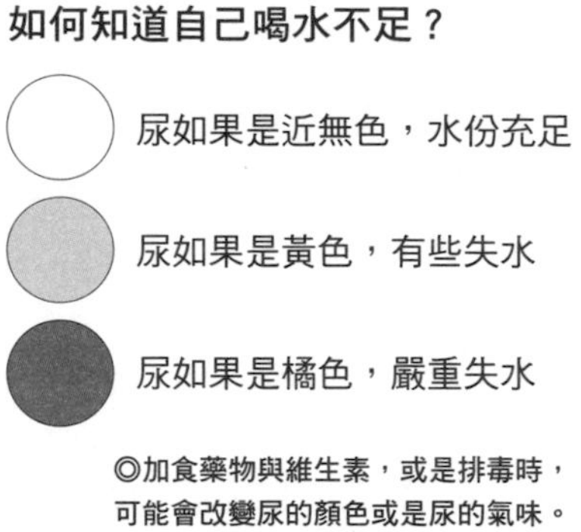

如何知道自己喝水不足？

尿如果是近無色，水份充足

尿如果是黃色，有些失水

尿如果是橘色，嚴重失水

◎加食藥物與維生素，或是排毒時，
可能會改變尿的顏色或是尿的氣味。

圖7：從尿檢測自己的喝水量

心注意，把比例盡量壓低。

此外，還有一樣食物通常不會出現在你的盤子上，就是因為如此，所以特別容易被忽略，那就是水。水應該是一整天不停地在補充，一般體重的人一天應需要八大杯水，也就是二○○○ c.c.。或者可以依你的體重來計算你一天所需的水量：

體重（公斤）×33 ＝一天的喝水量的 C.C. 數

比如，一個六十公斤的人一天所需的水量即為：

$60 \times 33 = 1980$ c.c.

飲水量會依氣溫、活動量等變化。台灣氣候炎熱，尤其需要補水，我們的高洗腎率與補水不及、吃藥，還有把脫水飲料當水喝，都有很大的關係。有一個很簡單的方法可以檢測你是否脫水，那就是看尿的顏色。沒有脫水的人，尿應是近無色或是很淡的黃色。輕微脫水的人尿是黃色的。嚴重脫水的人尿則呈現橘色(見圖7)。

如果喝了脫水飲料，如咖啡因、酒精或有加糖的飲料，那就需要補更

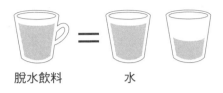

脫水飲料　　　　　水

圖8：喝一杯脫水飲料要補回一杯半同等量的純水

多的水，補水的原則是喝一杯脫水飲料要補回一杯半同等量的純水（見圖8）。

　　補充脫水飲料時，不可以代替原本就需要的當日喝水量。如上例，這杯脫水飲料如果是 236 c.c. 的小杯咖啡，那他就必須要在平時喝水量外，再加上 236×1.5 ＝ 354 c.c. 的水。所以他當日的喝水量就變成了 1980 ＋ 354 ＝ 2334 c.c.。

　　大部份的人都以為口不渴身體就不需要水，其實，脫水愈嚴重的人愈沒有口渴的警訊。所以一個人如果開始常常補充純水，會有愈喝愈渴的感覺。那是因為口渴的警訊回來了。

　　每一個人警訊回來的速度不同，有些人認真喝水六個月後才開始愈喝愈渴，有些人則是喝兩個禮拜後就開始愈喝愈渴了。

　　多數人其實不太注意自己的水喝多少。最好的辦法，就是買一個好水瓶，每天算一下喝了多少瓶，這樣測量比用猜的準確。如果你沒有習慣帶水瓶在身上，你就不可能常常補水，所以最好養成隨身攜帶水瓶的好習慣。

　　營養元素的攝取種類與攝取量都會左右血糖失衡、脂肪酸失衡、脫水、礦物質失衡、消化系統停擺這五大病根。幾乎所有的疾病都可以追溯回這幾種生化不平衡，這些都是慢性病的根源（見第一章）。

第四步：檢測你消化系統的健康

在還沒有討論會影響消化的因素前，我們對消化系統的各個器官與消化過程，應有個正確的認識（見圖9）。

消化是個從上到下的過程，最上面的消化器官是腦子，再來是嘴、胃、肝膽、胰臟、小腸、大腸。因為它是一個從上到下的過程，所以如果上面出了問題，那下面也一定會有問題，是真正所謂的上樑不正下樑歪。

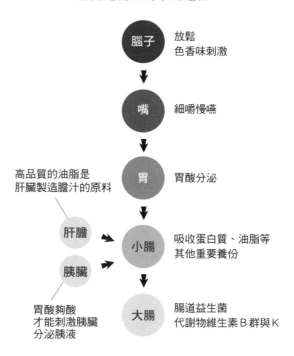

圖9：人體上到下的消化過程

一個從上到下順暢的消化系統

腦子：很多人都不知道，其實消化是從腦子開始的。身體有兩種神經系統，一是交感神經，這個系統一開，身體就處於緊張狀態，準備與獵物搏鬥或是準備逃跑，以生存為目的。另一種是副交感神經，這個系統一開，身體就處於放鬆狀態，這時消化和生育等功能才可能運作。因為，活不下去，那有機會吃東西和生孩子呢。

當你處於放鬆狀態時，食物的顏色和香味，才啟動得了消化系統。中國傳統飲食如此講究色香味俱全與這個也有關係。

嘴：嘴除了吞之外，還有咬。細細咬碎的食物，才小到能夠繼續讓人體的生理化學分解成食物的基本單位，身體才可能吸收。在嘴裡慢慢地咀嚼，唾液才可能均勻翻攪食物，澱粉酵素才能初步開始消化碳水化合物。

胃：食物進入胃裡時，感官和咀嚼已初步啟動胃酸分泌。胃酸的 pH 值是 0.8，近乎純酸（硫酸是 1）。就是這麼高度的酸，才能幫助胃裡的酵素分解蛋白質。

胃的酸鹼值環境一般維持在 pH1.5 至 3 左右，食物進入胃後，胃酸的 pH 值被中和，會讓 pH 值升高。在消化的過程中胃酸會持續分泌，到食物在胃裡初步消化後，胃的環境又會回到原本的 1.5 到 3 左右，必須要到這麼酸，才敲得開胃和小腸之間的幽門。水、酒精和鹽在胃裡直接被吸收，其他的則要到小腸才會被吸收，但有一個重要的維生素是同時在這裡被吸收的。胃酸會先把維生素 B12 從食物中分離出來，再和胃壁細胞所生產的一種醣蛋白叫卡斯爾氏內因子（intrinsic factor）的結合，以被吸收利用。維生素 B12 對腦部、神經及造血系統有著舉足輕重的地位。待這些元素都被吸收後，這時食物就已變成了食糜進入小腸。

小腸：食糜帶著強酸進入小腸，要到這個酸度才能刺激胰臟分泌胰

液，開始中和胃酸。胃酸被胰液中和後，pH 值開始升高，胰液中的各種消化酵素也就開始工作，繼續消化食糜。這時，如果進入小腸的胃酸酸度夠高，再加上食物裡所含油脂的刺激，膽囊就會開始收縮。健康的膽汁是肝臟取高品質油脂中的膽固醇做成的，所謂肝膽相照就是這個道理。這樣的膽汁應呈水狀，膽囊一收縮，就可以均勻噴灑在食物上，能有效分解油脂。

消化完畢的蛋白質、碳水化合物以及油脂，變成了胺基酸、糖和脂肪酸，它們從小腸被吸收入體內，成為身體裡的生化原料。剩餘的食糜從迴盲瓣（ileocecal valve）進入大腸。

大腸：在大腸的起端有個突起的小袋，稱盲腸。以往醫界以為盲腸是無用的。但最新的研究發現，盲腸內含有大量的淋巴組織和益生菌能夠在腸內菌種不平衡時，釋出益生菌注進腸道。

大腸裡充滿了益生菌，前面無法消化的纖維在這裡變成了益生菌的美食。益生菌附在纖維上大飽口福，益生菌新陳代謝出來的成品，就是人體極需的維生素 B 及 K。

如果身體平衡、腸道受均衡的飲食滋潤，大腸吸收剩餘的養份及水份後，就能做出很美的大便。優質的膽汁進入大腸，膽汁及水份刺激大腸的腸道蠕動，就能順利將美美的大便即時排出體外。不順利的消化就像屋子裡的水管不通，整個房子都污穢難聞，是吸引病菌，傷害身體的最大根源。

不順暢的消化系統可能引起的症狀

但現代人大多生活緊張，壓力大，整個消化系統從腦就開始發生問題。消化不良大多數的情況都可以歸納成不咀嚼、胃酸不分泌、食物消化不完整等狀況（見圖 10）。

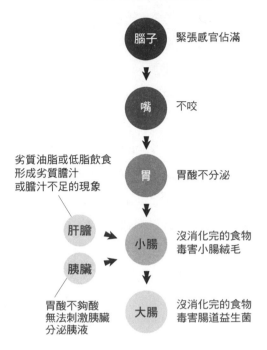

上樑不正下樑歪的消化

圖10：消化不良的情況

　　腦子：現代人常常一次做很多件事，一邊吃一邊看電腦、一邊吃一邊開車、一邊吃一邊看書。戰戰兢兢，分秒必爭，永遠處於緊張狀態。身體並不知道我們這樣忙碌是為了升官發財，還以為是被老虎追，所以，這種時候除了有助生存的系統外，其他系統一律關閉，包括消化在內。感官都被別的事占得滿滿的，聞不到食物的香味、看不到食物的顏色、嚐不到食物的味道，腦子根本不知道你在吃東西，更別說消化了。所以很多時候，我們的消化，在腦子那關就出了問題。

　　嘴：我們那麼忙，那有時間慢慢咬。最好是三口併一口吃，能吞就不要咬，有牙等於沒牙。大塊大塊的食物往胃裡掉，再強的消化液都無法分

解這樣大型的食物。口水沒有在食物上均勻攪拌，下嚥時傷了食道。由於從開始吃東西到腦子接受到已經飽了的訊息，至少要二十分鐘。所以，吃太快，很容易就吃過量。消化需要大量的體力，吃過量一定會消化不良，造成精力不足、飯後想睡覺等問題。

胃：這麼稀瀝呼嚕地吃，胃酸根本來不及分泌，胃酸不足，對胃的傷害很大。其實，消化系統中每一個環節的 pH 值，各有起伏，也都有它的作用。各種不同的酵素，要求在不同的 pH 值下運作。如澱粉酵素是在口中、食道等處差不多 pH6.8 的微酸環境中啟動，但到了胃的強酸環境下就停止。正常的胃環境是 pH1.5 至 3，這個強酸的環境因為食物進入中和胃酸，開始變鹼，所以 pH 開始升高。pH 升高與食物中的蛋白質一起刺激胃壁細胞分泌胃酸（hydrochloric acid）與前胃蛋白酵素（pepsinogen）。前胃蛋白酵素要遇強酸，才可轉成胃蛋白酵素（pepsin），也才可以開始切割蛋白質至它的最小分子——胺基酸。這樣的安排可以保護胃壁，不讓前胃蛋白酵素把也是蛋白質做的胃壁一併分解掉了。胃酸增加，食物被分解，胃裡酸的環境又開始增強，pH 降低。隨著 pH 又降回它原來的酸度1.5 至 3 時，胃酸與前胃蛋白酵素的分泌也隨著減緩，最後停止。酸度回到胃原來的環境，表示胃的消化過程已結束，食道與胃中間的賁門關閉，胃與小腸中間的幽門開啟。強酸的食糜進入小腸，刺激胰液分泌，進入正向消化循環。所以，胃酸的分泌，是決定整個消化系統是否能夠順利開啟的關鍵因素（見圖11）。而且，由於胃是專門消化蛋白質的地方，同時也分解少許的油脂，所以，蛋白質或油脂的食用量不足，或是過度使用胃藥，胃酸就引不出來，這樣的食物組合與藥物的濫用，便會癱瘓整個消化系統。

如果，我們吃了一個台灣制服早餐，燕麥加低脂牛奶，或地瓜加豆漿，這兩種早餐裡的澱粉量都極高，蛋白質和油脂極少。這些食物進入胃裡，胃原來的強酸環境就被中和，pH 值開始升高。跟前面不同的是，沒

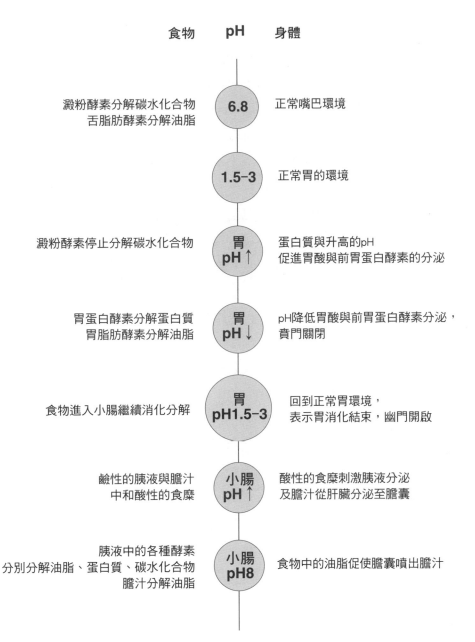

食物	pH	身體
澱粉酵素分解碳水化合物 舌脂肪酵素分解油脂	**6.8**	正常嘴巴環境
	1.5-3	正常胃的環境
澱粉酵素停止分解碳水化合物	**胃** **pH↑**	蛋白質與升高的pH 促進胃酸與前胃蛋白酵素的分泌
胃蛋白酵素分解蛋白質 胃脂肪酵素分解油脂	**胃** **pH↓**	pH降低胃酸與前胃蛋白酵素分泌， 賁門關閉
食物進入小腸繼續消化分解	**胃** **pH1.5-3**	回到正常胃環境， 表示胃消化結束，幽門開啟
鹼性的胰液與膽汁 中和酸性的食糜	**小腸** **pH↑**	酸性的食糜刺激胰液分泌 及膽汁從肝臟分泌至膽囊
胰液中的各種酵素 分別分解油脂、蛋白質、碳水化合物 膽汁分解油脂	**小腸** **pH8**	食物中的油脂促使膽囊噴出膽汁

圖11：不同消化過程體內消化道的酸鹼值

有蛋白質或油脂刺激胃酸分泌，pH 值就只升不降。pH 值不夠酸，賁門關不起來，幽門打不開，碳水化合物就泡在不夠酸的胃酸裡開始發酵、起泡泡，打嗝、漲氣、引起胃食道逆流，灼傷賁門與食道。整個消化就此進入惡性循環，每次吃飯，都痛苦不堪（見圖 12）。

中和胃酸的藥是可以暫時解決漲氣打嗝和胃食道逆流的問題。但往後胃酸就會愈來愈少。胃酸不足，消化不全，賁門不關、幽門不開，漲氣打嗝的症狀、胃食道逆流的現象就會不時出現，沒完沒了，對藥物的依賴就愈來愈深。現在的胃藥藥性愈來愈強，許多藥都可以直接影響胃壁細胞的運作，但是，胃壁細胞不只是生產胃酸，記得它還生產卡斯爾氏內因子嗎？卡斯爾氏內因子不足，維生素 B12 就無法被吸收利用。因此，沒有卡斯爾氏內因子，就沒維生素 B12，沒有維生素 B12，就很容易引起惡性貧血、血紅素不足。除了藥，也有人採用其他方法中和胃酸，如鈣含量豐富的牛奶、鈣片、蘇打餅乾等，它們都是鹼性的，因此也都會中和胃酸。沒有了胃酸，其它的各項功能如吸收礦物質、分解蛋白質、殺菌、啟動下游消化器官都會受到影響（見表 26）。

水份對消化也有影響，如果體內水份不足，消化液生產不足不說，胃壁和胃酸間的鹼性黏液太薄，胃酸也會侵蝕胃壁，造成胃潰瘍。除此之外，如果胃的環境長期不夠酸，那麼腸道內的壞菌也會趁機遷移到胃裡，如幽門螺旋桿菌有個螺旋能鑽洞，在胃裡常駐生根，這樣也很容易患胃潰瘍。

小腸：就像前面所述，食物組合不對，碳水化合物過多，食糜進入小腸時就不夠酸，一切惡夢就開始了。酸度不夠，pH 值太高，胰液就不分泌，胰液不分泌就無法中和食糜裡的酸。大部份小腸腸壁與胃的設計不同，無法承受這樣的酸度，長期如此腐蝕腸壁，十二指腸潰瘍就會發生。此外胰液裡的酵素也需要等這酸被中和，pH 值大大升高後才能運作，酵

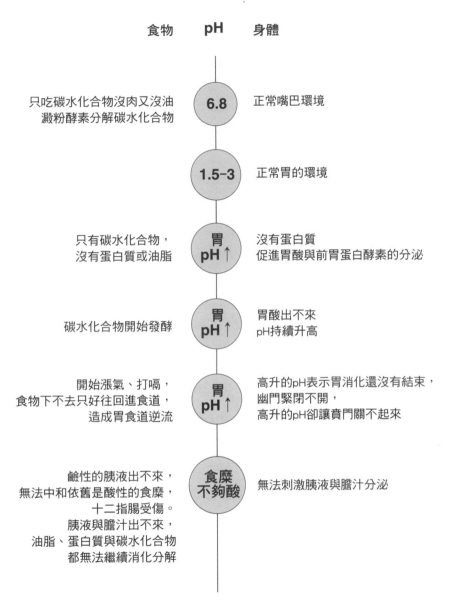

食物　　　pH　　　身體

6.8　　　正常嘴巴環境
只吃碳水化合物沒肉又沒油
澱粉酵素分解碳水化合物

1.5–3　　　正常胃的環境

只有碳水化合物，　　　胃　　　沒有蛋白質
沒有蛋白質或油脂　　　pH↑　　促進胃酸與前胃蛋白酵素的分泌

碳水化合物開始發酵　　　胃　　　胃酸出不來
　　　　　　　　　　　pH↑　　pH持續升高

開始漲氣、打嗝，　　　胃　　　高升的pH表示胃消化還沒有結束，
食物下不去只好往回進食道，　pH↑　幽門緊閉不開，
造成胃食道逆流　　　　　　　　　高升的pH卻讓賁門關不起來

鹼性的胰液出不來，　　食糜　　無法刺激胰液與膽汁分泌
無法中和依舊是酸性的食糜，　不夠酸
十二指腸受傷。
胰液與膽汁出不來，
油脂、蛋白質與碳水化合物
都無法繼續消化分解

圖12：消化道酸鹼值出問題時可能引起的症狀

表26：

胃酸的功能與影響	
吸收礦物質	礦物質要在酸性環境下才能被分解吸收。所以熬高湯時得加入醋或酒，或是其他酸性物質，才能溶解出礦物質。胃酸不足，礦物質就無法吸收，礦物質失衡的病根就會出現，骨骼開始不健康、肌肉收縮出問題，指甲、頭髮都容易斷裂。
分解蛋白質	胃酸促使前胃蛋白酵素轉成胃蛋白酵素，胃蛋白酵素將蛋白質分解成胺基酸。胃酸不足，蛋白質無法完全分解，在溫暖的消化系統裡待十幾個小時，最後腐敗，放屁和排便都奇臭無比。
殺菌	胃酸的強酸可以殺菌，大部份的病毒和細菌也都是蛋白質，所以一接觸胃酸就一起被分解，因此胃酸也是我們免疫系統的重要成員。胃酸不足的人容易染上腸胃炎。
啟動下游的消化器官	胃酸刺激膽囊噴出膽汁，亦刺激胰臟釋出胰液，讓幽門打開。胃酸不足，整個消化都會受到牽連。

素等不到中和的環境，就起不了作用，本應靠著胰酵素消化的蛋白質、油脂或碳水化合物就無法消化成它們最小的分子被吸收，在溫暖的消化道裡坐久了，就開始腐敗、發餿、發酵。這些沒消化完的食物經大腸排出體外時，放屁和大便聞起來都會像腐屍的味道一樣，奇臭無比。

這種情況下，食物裡的營養已變成了毒素，非但無法滋潤身體，還會讓小腸腸壁的絨毛生病。絨毛是我們吸收養份最重要的部位，健康的絨毛展開來的面積有一個足球場那麼大。絨毛一生病不但吸收不良，腸道也容易出現漏洞，洞一出現，沒有消化完全的食物就很容易從洞裡鑽出去進入血液。沒有消化完的食物，身體不認得，把它們當外侵病菌在處理，這時身體就會有過敏反應。諸如，全身發癢、起疹子、異位性皮膚炎、流鼻涕等症狀就接踵而來。由於身體把這些不認得的食物分子當外敵在處理，疲

於生產抗體，免疫系統也就跟著節節下降。

低脂飲食、劣質的油脂，再加上大量食用澱粉，是膽汁變濃稠的最大因素。膽汁濃稠，膽囊一收縮，膽汁不是用噴的，而是慢慢流出來的。這樣劣質的膽汁無法均勻噴到食物上消化食物，並且過度濃稠的膽汁，也容易造成膽結石。

很多時候，因為膽汁太濃稠了，膽汁滯留在膽囊內，膽就開始發生問題。膽一塞住，肝臟就跟著堵塞。肝臟一堵塞，身體裡我們所知的五百種功能就要全部停擺。像痔瘡、荷爾蒙問題、體重問題、口臭、腳臭、體臭、流汗過盛、皮膚問題、毒素排不掉等症狀，也就會怎麼甩都甩不掉。

所以如果我們要讓自己的消化系統起死回升，最重要的步驟除了平衡飲食外，還要加上換好油做菜，增加飲食裡的優質油脂。待膽汁能流動自如時，肝臟跟著不堵塞後，健康才有希望。

大腸：食物路經迴盲瓣從小腸進入大腸，常常，沒消化完畢的食物，會讓迴盲瓣紅腫發炎，所以這個門一下大開關不起來，有時卻又緊閉不開。人就一下拉肚子，一下又便秘，這也就是我們所說的腸躁症。

沒消化完畢的食物進入大腸，腐敗已久的食物裡面的毒素會毒死益生菌。益生菌死了，沒有好菌的平衡，壞細菌如念珠球菌或酵母菌（yeast）就開始坐大。再加上壞菌的主食是糖，食用過量的澱粉和糖等於是在火上加油一般，讓壞菌繁殖得更快速。不只這樣，等腸菌比例一失衡，壞菌還會讓你一直抓取會變成糖的東西，你就會像中了邪一般嗜食澱粉和高糖份的食物。這時，各種各樣的真菌感染就跟著發生，像陰道和肛門奇癢無比、香港腳和灰指甲，這種情況的感染會隨著你的飲食狀況反覆發生。

濫用抗生素亦是我們腸道壞菌繁殖的另一個原因。就如前面所提，使用抗生素之後，如果不補充好的腸菌，那麼就無法靠好菌代謝出如乳酸這類的酸，讓大腸的環境保持微酸有效抑制壞菌生長，那麼壞菌的根就會深

植腸壁，造成潰瘍或引起腸道漏洞。沒有益生菌，就沒有它們重要的代謝物維生素 B 群和維生素 K。最後大便不是太快出來，要不就是出不來，留在體內形成宿便，毒害身體。

　　下表提供你從吃的習慣和消化道的症狀來檢測自己在那一關出了問題，以致造成各種慢性病的根源（見表 27）。

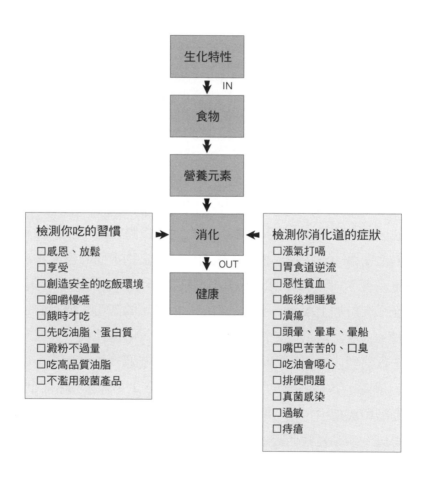

表27：消化──檢測吃的習慣及消化道健康的清單

檢測你吃的習慣

　　瞭解人體消化的關鍵環節後，我們就可以歸納出幾個影響消化的「吃的習慣」，據此檢測，或建立良好的消化系統。良好的進食習慣包括：

　　感恩、放鬆、享受、創造安全的吃飯環境、細嚼慢嚥、餓的時候才吃、先吃蛋白質和油脂、澱粉不過量、吃高品質油脂、不濫用殺菌產品。

□感恩、放鬆

　　以前的人在吃飯時都是抱著感恩的心，感謝天賜予美食、感謝做菜人的辛苦。那時候的人在吃飯時，都是盡情地享受食物的香味、顏色，品嚐它的美味，因為沒有人知道，下一餐能不能吃得如此豐富。但是現在的人吃飯時，都是抱著恐懼的心。怕吃了會胖、怕吃了膽固醇會高。還沒有坐下來，就已經全身緊張了。

　　沒有什麼比感恩的心情更能放鬆自己。放鬆時神經系統保持在副交感神經狀態，消化才有可能開啟。

　　現代生活很忙碌，常常吃一餐的時間並不多，時間緊湊，很難放鬆。所以我們應該訓練身體放鬆。一個訓練身體放鬆很好的方法，就是單獨吃飯時聽音樂。選喜歡的音樂，讓身體習慣一聽到這些音樂就放鬆。這樣可以讓身體從交感轉換到副交感神經系統的時間縮短。

　　其實最容易放鬆的方法，就是吃飯時有同伴聊天，這是為什麼那麼多不同的文化裡，都有等大家到齊才開動的習慣。但是，若想要消化順暢，每餐還是應該至少保留三十分鐘慢慢享受。亞洲大城市的生活步調特別快，不利消化。如果大企業真想減少健保開支、員工病假，就應該明智地改變企業裡的飲食文化。

□享受

現在大家吃飯時都還同時做很多其他的事,看電視、看電腦、算帳⋯⋯等。感官都占滿了,腦子根本不知道你在吃東西,更不用說消化食物了。把吃東西當做是一種無奈、必須要做的「工作」,消化系統當然不可能好。吃東西不應該是一項工作,它應該是一種「享受」。只有在享受的過程中,感官才能接收到你在吃東西的訊息,消化系統也才能開始運作。三餐不耐煩也要吃,享受美食也要吃,為何不好好享受呢?

□創造安全的吃飯環境

吃飯的環境一定要讓人感到安全,才可能感到放鬆。我常見有些家庭吃飯時,好像開批鬥大會一樣。不是訓斥、算總帳,就是不准吃那個、不准吃這個。如果有什麼是家人不該吃的食物,就不要端上桌;如果端上桌了,就不要干預家人吃什麼。對食物的教育不要在餐桌上進行,這是我學營養時學到的重要課題。家裡吃飯的氣氛不好,很容易引起家人消化道的問題。不管什麼大不了的嚴肅問題,都絕不要在吃飯前後提起。

□細嚼慢嚥

細嚼慢嚥是一種習慣。因為是習慣,所以只要勤加練習,就可以改變。人吃飯時每一口都應該咬二十至三十下,所以就是要訓練自己每一口都數二十至三十下才把食物吞下去。研究顯示,習慣通常是只要重複二十一次就可以養成,養成習慣後訊息不走大腦,直接走後腦,不用想也會自動做。這是一個值得投資時間建立的好習慣。

慢慢咬除了幫助分解食物外,還可以避免自己吃過量。因為腦子是從我們開始吃飯二十分鐘後才接收得到我們已經飽了的訊息;二十分鐘內不管怎麼狼吞虎嚥,都不會飽。但是,常常時間一到,就會覺得已吃得太撐

了。吃過量對消化系統有很大的損傷。而且消化需要大量的能量，吃太多不但無法提振精神，吃完了反而容易疲倦。只有慢慢吃才能確保食不過量，不會讓消化系統負荷過重。

□餓時才吃

當血糖平衡後，我們什麼時候需要食物，身體會告訴我們。這時，不餓最好不要吃，因為不餓就表示消化系統需要休息，或是消化系統過度擁擠。不管如何，這時的消化是關閉的，不宜再增加負擔。

□先吃油脂、蛋白質

多數人認為肉不好消化，其實正好相反，我們的胃是專門為消化肉類設計的。動物性的油脂和蛋白質是啟動胃酸的重要營養元素。澱粉類的食品對刺激胃酸並沒有幫助。所以吃東西時先吃油脂或肉類食物，或是澱粉配上油脂和肉一起吃，以肉和油為主，澱粉為輔，對消化反而比較有幫助。如果吃肉會讓你不舒服，那麼你要問自己：「我的胃酸夠不夠？」或是「我有沒有慢慢咀嚼？」

台灣有許多人喜歡先吃水果再吃正餐。水果可以促進分解碳水化合物的酵素分泌，但卻不太能刺激胃酸分泌。不只如此，水果是碳水化合物，先進去，就先化成糖。血糖在還沒吃飯時就受到震盪，吃到一半時就已經掉了下來，會突然更餓，所以飯前吃大量水果，吃飯就很容易吃過量。水果餐後吃，少量，一天一次就夠了。

□澱粉不過量
□吃高品質油脂

這兩項的目的是相同的。食用過量的澱粉和少油或是低品質的油脂，

都是讓膽汁濃稠最大的原因。膽一堵塞，接下來的油脂分解與排便，都會大受影響。

□不濫用殺菌產品

很多人會在用過乾洗手液後直接吃東西，結果食物就是帶著這種殺菌力強的物質進入腸道，但是能殺壞菌的一定也能殺好菌，好菌和壞菌一起殺的結果，會大大擾亂腸菌的平衡，腸菌一失衡，排便和其他相關症狀就出現。如果飯前想把手清乾淨，那就用肥皂洗手沖洗乾淨後才吃東西。會擾亂你腸道細菌的殺菌產品有：乾洗手液、漱口水，以及前述會擾亂腸菌平衡的各種西藥（見 119-120 頁）。

檢測你消化道的症狀

如果消化的環節出了問題，就一定會發生消化不良的症狀。但如果吃的食物品質很高、烹調方法正確、營養元素也都平衡，可是依舊有疾病症狀，那麼熟悉消化症狀，能幫助你了解你的問題是否是因為消化不良引起的。常見的消化症狀有：

漲氣打嗝、胃酸逆流、惡性貧血、飯後想睡覺、潰瘍、頭暈、嘴巴苦苦的、吃油會噁心、排便問題、真菌感染、過敏、痔瘡。

□漲氣打嗝
□胃食道逆流
□惡性貧血

如之前提及不順暢的消化系統症狀時所述（見 170 頁），這三種症狀都是由胃酸過低引起的。惡性貧血除了胃酸過低外，也有可能是由吃素導致維生素 B12 的匱乏引起，因為維生素 B12 的主要來源是肉類。很多人惡

性貧血想靠吃鐵劑改善，但多數惡性貧血的起因是維生素 B12 不足，而不是鐵不足。所以這時補鐵不但危險，而且無效。鐵過量對身體有很大的傷害。不只如此，很多壞菌嗜食鐵，所以吃鐵只會使它們更壯大。

人體的胃酸製造會隨著年齡增加而減少，注意吃飯要放鬆，或先吃油脂蛋白質、餐前吃少量發酵食品或喝一匙好醋加好油等方法，可以改善症狀（見表28）。

特別要注意的是，橫膈膜疝氣（Hiatal hernia）是胃部跑到橫膈膜上，有這種疝氣的人也常常會有胃食道逆流的問題。

□飯後想睡覺

飯後的精神應該更好，可以繼續把這一天該做的事完成，如果飯後會想睡，多有兩種可能，一是吃的過量，另一種是澱粉、糖份過量。消化需要消耗很大的能量，吃的量過多，就會很想睡覺（澱粉或糖份過量的後果

表28：

胃酸不足的改善方法	
放鬆	餐前放鬆，胃酸只有在放鬆時才會製造
先吃油脂、蛋白質	先吃蛋白質或油脂類食物，澱粉不過量
吃發酵食品	餐前食用少量發酵食品
醋＋油	古法發酵的好醋半匙再加半匙麻油、椰子油或橄欖油，在餐前喝
不中和胃酸	不要吃中和胃酸的藥物，現在中和胃酸的藥物很強，不只含有中和胃酸的物質，而且還會直接癱瘓製造胃酸的細胞。其它鹼性食品，如鹼水、蘇打餅乾、鈣片等，都不要在吃飯前後吃。
多吃高鋅食品	鋅是胃酸的原料之一。貝類的鋅含量高，其中又屬牡蠣含鋅量最豐富。但如果沒有胃酸，或是人體中鋅含量匱乏時，鋅也很難被吸收，進入惡性循環。

請參見 64、157 頁）（見表 29）。

表29：

飯後想睡覺的改善方法	
平衡飲食	吃澱粉時一定要配上油脂和蛋白質，而且後兩樣的份量對上澱粉一定要比較多，才能平衡。
避免過量	細嚼慢嚥，避免過量。如果血糖已經平衡，吃八分飽不但消化不困難，而且稍稍低於所需卡路里，能提高新陳代謝的速度，不但有利管理體重，而且吃完後精神飽滿。

□潰瘍

多數潰瘍的原因是胃酸過低、脫水或益生菌過少引起的。

大部份壞菌不喜歡酸的環境，所以在高度酸性環境的胃裡，好菌和壞菌都很少。但是當胃酸一降低，像幽門螺旋桿菌等壞菌就很容易在胃裡駐紮。這種菌像個螺旋能鑽洞，在胃裡久了就會造成潰瘍。同理，大腸的環境是微酸的，能有效抑制壞菌生長，這個微酸的環境，是益生菌代謝物創造的。可是，當益生菌不足，代謝的酸也不夠，那麼這類螺旋桿菌菌種也會繁殖壯大，造成潰瘍，引起腸道漏洞。

此外如果胃酸不足，進入小腸的食糜酸度不夠高就無法刺激胰臟釋放胰液，鹼性的胰液可以中和胃酸的高酸。但是如果胰液不即時釋放，久了胃酸就會腐蝕小腸的第一段，就成為我們所謂的十二指腸潰瘍。

另一個會造成胃部潰瘍的主要原因是脫水。胃壁與胃酸間有一層呈鹼性的黏液（mucopolysaccharides）用以中和胃酸，保護胃壁。當我們脫水時，這層黏液就會變薄，胃酸就有機會侵蝕胃壁，造成潰瘍（見表 30）。

□頭暈、暈車、暈船

□嘴巴苦苦的、口臭

□吃油會噁心

這三種症狀都說明膽有堵塞的現象。大部份頭暈的症狀都是因膽堵塞或腎上腺過度疲勞而起，人體內的毒素若不是走腎從尿出去，就是走肝臟，從膽汁進糞便排出去，當體內毒素累積卻無法排出時很容易頭暈。很多人膽塞住時，早上起來嘴巴會苦苦的，或是不管怎麼刷牙都有口臭。這都是膽的味道。很多人看到肥肉或多油的食物，會感到噁心，這不是裝出來的，膽堵塞的人吃油很難分解，會不舒服。所以見到油就覺得噁心反胃。但就如上述，不吃好油，很容易會進入無油就無膽汁、無膽汁又無油的惡性循環。這時，一段時間內大量使用椰子油以提供高品質的膽汁原料，以及不食用低脂產品或過量攝取澱粉，都是改善膽堵塞的方法(見表31)。

表30：

潰瘍的改善方法	
參考表28增加胃酸的方法改善胃酸量，避免胃酸不足讓壞菌滋生。	
餐前、餐後喝水	飯前半小時到一小時多喝水、飯後一小時後至二小時多喝純水。吃飯間可以喝少量的水，或是無糖有酸的水，如酸梅汁、檸檬汁、醋等，促進消化。

表31：

膽堵塞改善方法	
使用椰子油	椰子油多屬中鏈脂肪酸，中鏈脂肪酸不需要膽汁分解，但油卻可以回到肝臟成為膽汁的原料。所以膽堵塞的人，吃椰子油不會有不舒服的感覺。有了高品質的膽汁就可以分解食物中的脂肪，慢慢膽堵塞的情況就可以改善。
澱粉不過量	低脂產品內多含高量澱粉，澱粉會使膽汁變得濃稠不易排出，讓膽容易堵塞。所以避免食用過量澱粉，也是一個改善膽健康的好方法。

要注意的是，這些症狀也有可能是其他問題引起的，要特別小心辨別。如口臭也有可能是口腔細菌不平衡引起。口腔跟腸道一樣，都有成千上萬的好壞菌。但是，我們使用的漱口水是好、壞菌一起殺。所以使用漱口水時，常常愈用愈容易口臭，然後就愈離不開漱口水，惡性循環。頭暈也有可能是因為內耳不平衡，或是腎上腺疲倦引起的。

此外，膽已拿掉的病患，可以每餐補充膽鹽（bile salt），也可以多使用椰子油。要注意自己的油脂分解情形，而且要定期檢查胰臟和大腸。胰臟與膽共用一條管子釋放膽汁與胰液，當膽囊不在時膽汁有時會倒流，刺激胰臟，造成長期發炎，可能引發癌症。膽汁同時也刺激大腸蠕動，所以沒有膽汁跟著食物進入大腸，大腸蠕動可能會出問題。

□排便問題

一個人的糞便與他的消化系統健康息息相關，從糞便的形狀、顏色與氣味可以看出消化系統的問題。

糞便的形狀有顆粒狀、香腸狀、蛇狀，泥狀各種各樣，各代表不同的消化狀況（見圖 13）。

4 號的最標準，3 號與 5 號也可以接受。6 號和 7 號待在大腸裡的時間最短，還來不及成形。而 1 號和 2 號的時間又太久了，水份被吸收過度，乾硬難排。吃傳統無加工食品的人們，通常是一天照三餐排便。現代人則應當一天至少有一次排便。正常排便時間從食物入口後到排泄出來應該是十二至二十四小時，但是現代一般人的排便時間常已拖長到四十八小時至九十六小時。

如果需要知道你的排便時間，可以用吞玉米的方式檢測。將一小口玉米不咬就吞下去，之後每次排便時檢查，從吞下去到在糞便中看到玉米所花的時間，就是你的排便時間。糞便顏色也是一個指標，糞便的顏色來自

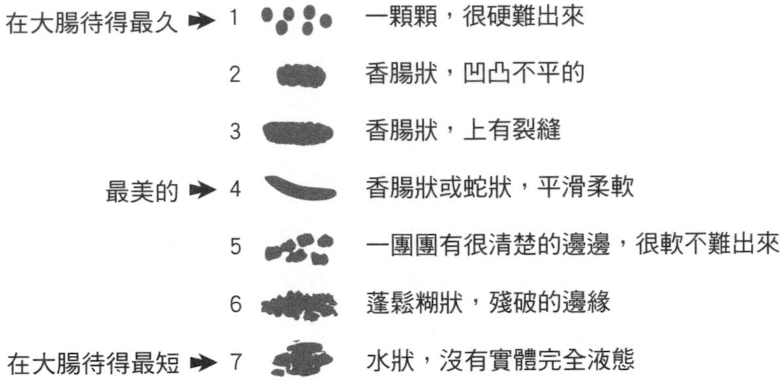

在大腸待得最久 ➡	1	●●●●	一顆顆，很硬難出來
	2		香腸狀，凹凸不平的
	3		香腸狀，上有裂縫
最美的 ➡	4		香腸狀或蛇狀，平滑柔軟
	5		一團團有很清楚的邊邊，很軟不難出來
	6		蓬鬆糊狀，殘破的邊緣
在大腸待得最短 ➡	7		水狀，沒有實體完全液態

圖13：不同糞便的形狀代表的消化狀況（資料來源：Bristol Stool Chart）

於膽汁，正常的顏色應是深咖啡色。淺黃色、綠色、紅色或油亮亮的，都代表一些問題。

淺黃色：代表膽汁不足。可能是肝臟堵塞或是低脂飲食造成，沒有足夠的油脂原料製造膽汁。

綠色：代表陳舊的膽汁。有可能是膽汁太濃稠，所以堵塞在膽裡太久。或是飲食有變，膽汁開始流動，新的把舊的擠出來。有時這個現象會持續一陣子，因為陳舊的膽汁除了會儲存在膽囊中，也可能倒流存在肝臟裡，堵塞肝臟。

深紅色：代表內部出血，立刻請醫師檢查。

鮮紅色：代表糞便路經破裂血管時沾到鮮血，通常有痔瘡的人都會有這個症狀。

油亮亮的或浮起來：代表膽汁不足，或是膽堵塞。油無法分解所以讓糞便油亮亮，或是糞便裡有油，讓它浮在水面上。這有可能是吃過多人工油脂造成的，人工油脂人體很難分解，很可能會跟著糞便排出。或是快速減重時，油脂排出的速度很快，也可能會有這種現象。這也有可能是胰臟

功能出問題，因為胰臟生產胰脂肪酵素（pancreatic lipase）用以分解油脂。如果胰臟生病了，這種酵素就不足，影響油脂分解，油脂就會直接出現在糞便上。

糞便的氣味也是指標，消化完畢的糞便不會太臭，因為吃進去的各種營養元素都已被順利分解成最小分子，而且被吸收。正常的糞便裡，三分之二是水與未消化完全的纖維，三分之一是活的或是死的菌。如果糞便和屁奇臭無比，聞起來像腐屍的味道，那就表示食物沒有消化完畢。沒有消化完的蛋白質已腐敗、油脂已餿掉，碳水化合物已發酵，加起來的氣味，讓人難以忍受。這樣的糞便常可以見到未消化完的食物。

改善排便問題一定要整個消化系統從頭到尾調整起，如吃飯時放鬆、飲食均衡、去除過敏原、吃好油、補充益生菌等（見表32）。

□真菌感染
□過敏

真菌感染有可能是以香港腳的形式表達，也有可能是陰道奇癢，分泌一團團白白的東西，不管是以那種方式表達，只要跟菌扯上關係，一定與體內好菌、壞菌平衡相關。最好治療壞菌的方法就是讓好菌去打這場仗。大部份的人都以為是好菌把壞菌吃掉。其實，好菌是會代謝出酸，創造出壞菌不喜歡的環境。壞菌一遇這種酸，就會自己死掉。如上述，腸道一有潰瘍或有洞，都會引起過敏反應。改善過敏必須暫時去除過敏原（見表33）、少吃會變成糖的食物，以及補充益生菌。欲修補腸道，請見 262 頁的消化道痙癒飲食。

□痔瘡

痔瘡是肛門與直腸交接處的痔靜脈叢發生靜脈曲張造成的。其中一種

表32：

排便問題的改善方法	
把上樑扶正	由於消化道是由上到下的過程，上面有問題，下面一定會有問題。所以，排便如果有問題，腦子、口、胃、肝膽、胰臟和小腸的問題，一定都要先解決，第一順位是腦子。
飲食均衡	飲食不均衡，消化道細胞本身無法取得適度營養，很難健康。
去除過敏源	過敏的食物會一直損害、刺激消化道，不是造成便秘，就是拉肚子，要不然就是一下拉肚子一下便秘。檢測過敏源的方法請見表33。
該去就去	想上廁所時就去，不要等。
吃油、吃好油	不吃好油，膽汁沒有原料，沒有膽汁刺激，大腸很難蠕動。
多喝水	沒有水份，糞便易乾硬。
吃八分飽	吃不過量是確保排便漂亮一個最常被忽略的因素。
吃有纖維食物	纖維是為了餵養益生菌。益生菌代謝的很多物質能幫助排便。纖維本身也能讓糞便容易排出。
補充益生菌	沒有足夠的益生菌多吃纖維反而容易損害腸道。如果吃很多纖維卻還是便秘，這代表益生菌不足，需要補充。可以多吃發酵食品，或是購買膠囊狀益生菌，最好常換菌種。
攝取洋車前子殼[※]（psyllium seed husk）	洋車前子殼是一種可溶性的植物纖維，不像灌腸藥物，它不會造成身體的依賴。可以每餐對水吃。突然增加纖維，腸道可能會有抽筋的反應，所以要慢慢加，一直到加到一茶匙為止。對拉肚子與便秘都很有效。 早起一杯溫水下肚，吃早餐時以無糖蔓越莓汁對等量的水，加一小匙洋車前子殼或磨碎的亞麻仁籽，喝完去上廁所。如果找不到無糖的蔓越莓原汁，可以用無加糖的酸梅原汁或檸檬汁代替。

（續下頁）

排便問題的改善方法	
補充鎂[※]	如果常吃會變成糖的食物，那麼可以確定鎂流失的速度一定很快，因為一個血糖分子，要二十八個鎂分子才能帶離血液。如同前面所說，鎂與鈣一起合作，掌肌肉收縮與放鬆。因此，補鎂可以增加腸道蠕動和放鬆肛門。如果鎂過多，則有可能會造成拉肚子。所以，可以以此判斷需要的鎂劑量。 如每夜睡前從一粒鎂吃起，每日加一粒，一直加到拉肚子為止，再減一粒，就是你需要的劑量。如一直加到第八粒才拉肚子，那就是 8-1=7，你現在每日需要的劑量就是七粒。身體較易吸收的鎂在包裝上會有 chelate 和 citrate 等字眼出現。吃完一瓶鎂，就可以停了。一種礦物質長期吃，會造成另一種礦物質的流失。
維生素C[※]	如果嚴重便秘，建議使用維生素C沖洗（vitamin C flush） ● 時間在一早起床進食前 ● 攪拌一茶匙維生素 C 粉（ascorbic acid power/non acidic vitamin C powder）和 150c. c. 的水。一口氣喝完。 ● 每十五分鐘重複以上步驟，一直到你的腸道開始排便和排水，這就是所謂的沖洗（flush）。排便和排水的現象會持續二至四小時。 ● 以上方法用完之後，可以持續食用維生素 C 三個月，幫助排便。每日維生素所需量的計算方式是以上茶匙數的總量 ×0.75。比如，你總共用了八茶匙才開始排便，你每日所需的維生素 C 量就是 8×0.75=6，也就是六茶匙。由於維生素 C 每次食用量最好不超二茶匙。所以六茶匙可以分成一天三次，每次二茶匙。如果每日劑量是八茶匙，那就每日分四次，每次依舊不超過二茶匙，以此類推。 與礦物質一樣，單一維生素不要食用超過三個月，因為一種維生素增加，另一種就可能會流失。

◎加上※的物質單獨使用都屬藥用，不宜長期使用。如果你一定要靠標示※的這些物質才能順利排便，那麼你的飲食依舊不平衡。鎂是鹼性礦物質，不要隨餐吃，隨餐吃會中和胃酸，影響消化。

表33：

過敏源檢測方法	
檢測方法一	把要檢測的食物磨碎，睡前滴在手腕內側皮膚最薄的部份。如果早上起床有紅、腫現象，則這個食物現在不要吃。
檢測方法二	平靜後測量脈搏，記下心跳數。15秒後把要檢測的食物放進嘴裡，咀嚼後留在舌頭上。30秒後再量一次脈搏，再記錄。如果脈搏比第一次沒有食物在嘴裡時高出6以上，那就是有過敏反應。這個食物先不吃。若必須反覆檢測確定，要等30秒後，再重複以上步驟。

表34：

痔瘡改善方法	
吃油、吃好油	膽汁是肝臟製造的，如果沒有好油，肝臟就無法製造高品質的膽汁。膽汁出不去，就回來堵塞肝臟。所以要讓肝臟運作良好，膽一定要通。
少吃會變成糖的食物	肝臟積極參與體內血糖的調整，血糖上和下時，肝臟都必須合成或是轉換糖原。如果血糖不停震盪，肝臟就會不停加班，造成堵塞。

起因是長期骨盆腔瘀血所致。例如，懷孕、慢性便秘或用力排便。但是，另一種形成的原因也非常普遍，那就是肝臟堵塞。痔靜脈叢與肝臟連接，肝臟是淨化血液的器官，當肝臟堵塞時，血液就會倒流。痔靜脈叢的血管脆弱，很容易就曲張形成痔瘡。

如果是第二個原因造成的痔瘡，改善方法就是吃好油，並且少吃會變成糖的食物（見表34）。

第五步：達到健康

　　如果一個人尊重自己的生化特性，食物品質高、烹調方法正確、營養元素攝取種類與攝取量都平衡、消化吸收良好，最終的結果就是健康。健康的人會有生化平衡的生理特徵與心理特徵(見表35)。

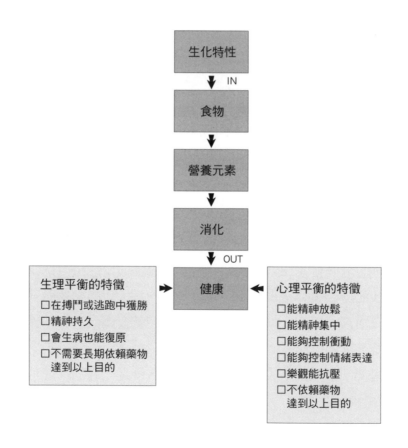

表35：健康──生心理平衡應有的特徵

生理平衡的特徵

生理平衡的人都有以下特徵：能在搏鬥或逃跑中獲勝、精神持久、會生病也能復原、不需要長期依賴用藥達到以上目的。

□在搏鬥或逃跑中獲勝

以往，人類的基因能繁衍，都是因為他們在面對猛獸時，能夠留下來搏鬥，把猛獸殺死；或者能順利地逃跑避免被獵殺。這就是我們所謂的搏鬥或逃跑（fight or flight）狀態，現在這個則用於形容我們面對壓力時的緊急狀況。生理健康的人都有力量能在面對威脅時，要不能打贏、要不能逃走。在我們生理達到平衡狀態時身形自然健美，搏鬥或逃跑的爆發力一定足夠。

□精神持久

做每件事都需要能量。如果我們吃的平衡，就能夠擁有短暫集中的能量，也同時能擁有持續平穩的能量。這就是我們平時形容的「精神」。一個精神不好的人，做什麼都提不起勁，對什麼都沒興趣，因為就算想做也沒精神。一個生理平衡的人精神不會一下子超亢奮、一下子又超萎靡，而是整天都有好精神。做什麼都有勁，想做什麼都有精力去執行。他有體力上的自由完成自己想做的事。

□會生病也能復原

一個生理平衡的人依舊會生病、受傷。我們的免疫系統不是萬能的，偶爾也會有漏洞。雖然如此，但我們的免疫系統卻是個有學習能力的系統，它能修正自己的錯誤，也能預防未來的錯誤。生理平衡時，生理化學

能順利完成痊癒的過程，先發炎再消炎，在這個過程中修補身體的損傷，它也同時製造抗體，對抗未來的病菌。

一個從來不生病的人，不是因為免疫系統已經全面癱瘓，所以沒有反抗的能力；就是免疫系統從沒受到挑戰，所以從來沒有機會學會堅強。這樣的人只要一病，一定是大病。

□**不需要長期依賴藥物達到以上目的**

我並不反對使用各種不同的醫療方法與系統協助健康，相反的，反而是各醫療方法與系統之間的合作不足。我們的醫療系統先進，任何意外都有急救的設施，各種各樣的醫療系統——中醫、西醫、食療等，可能都有不同的哲學和使用的方法，適合不同的身體狀況使用，但是大家都只有一個目的，那就是救人救命。

一個生理平衡的人在偶爾生病或受傷時，可能會在短時間內需要外力協助，使用藥物或單項食物來補身，幫助生理化學回歸平衡點。但是，如果他的生理真正平衡，應該就不需要長期使用這些藥物或單項食物，才能維持平衡。

心理平衡的特徵

心理不平衡常是腦部化學不平衡造成的。我自己原是心理諮商師，當時的門診病患都是有精神疾病的人。心理不平衡的人不但自己的生活機能大幅下降，而且照顧起來很困難，因為他們通常不知道自己已經生病了。我後來轉入營養這一行，就是因為我發現幾乎所有的精神病患都有生理化學的不平衡，生化不平衡造成腦部化學的不平衡。由於生理化學與心理平衡息息相關，所以通常有生理症狀的人，一定也會有某種程度的心理症狀。說到底，身心是不分離的。

心理平衡的人都有以下特徵：能精神放鬆、能精神集中、能夠控制衝動、能夠控制情緒表達、樂觀能抗壓、不依賴藥物達到以上目的。

□能精神放鬆

　　心理平衡的人，想放鬆就能放鬆。不平衡的人，卻好像永遠都有沒做完的事，或者做的事情永遠都不夠完美，不夠好、不夠多、不夠乾淨等等，閒不下來。有時間放鬆卻還要找事情來做，不能什麼都不做。不平衡的人，就好像時時有老虎在追他們一樣，不管事情大小，生存都好似被威脅。不是別人不喜歡他們、就是事情太困難，永遠都不能放鬆，一放鬆就好像會被老虎吃掉。

　　簡單講，心理平衡的人，心裡的那隻老虎，是被馴服的。

□能精神集中

　　心理平衡的人，想集中精神，就能集中精神。不平衡的人，卻總是無法專心把一件事做完。別人講什麼，都沒辦法靜下心來聽完。

□能夠控制衝動

　　心理平衡的人能控制自己的衝動，見到車子過來能控制自己不衝出去、控制打人的衝動、控制罵人的衝動等。這一切，都需要平衡的腦部化學。

　　打人和罵人是表達情緒的方法。我特別要強調的是，情緒和情緒表達是有差別的。情緒本身沒有罪，它跟我們身體的感覺、味覺、嗅覺一樣，都是為了要保護我們進化而來的。生理感覺的存在是為了要保護我們身體的安全，像被燙傷會痛，所以手要收回來。而心理感覺的存在則是為了要保護我們心理界限的安全。

由於人與人之間的心理界限看不見摸不著，所以，當別人越界時，比如說了什麼傷人的話、約會遲到、背叛承諾等，我們這個時候都會有感覺，那就是情緒。情緒的出現就是讓你知道自己的心理界限在那裡，這樣你好保護自己的界限。保護自己界限最好的方法就是表達自己的情緒。情緒表達是學習來的行為，所以一個人如果只見過用罵人的方法表達情緒，那他也就只會罵人。但是，如果一個人明明知道如何用對事不對人的方法表達情緒，但卻無法控制自己，去攻擊他人，這就是腦部化學不平衡，造成無法控制衝動的後果。

□樂觀能抗壓

心理平衡的人也會憂鬱，有時也會悲觀，覺得事事都不可行。但是，就像生理平衡時生病後會復原一樣，心理平衡的人憂鬱、悲觀後，也能換個角度看事情，找個方法解決困難。所以，其實「抗壓能力」與「看得開」的能力，也是平衡的腦部化學賦予的。

□不依賴藥物達到以上目的

精神疾病的西藥很少直接送腦部化學需要的原料進入體內，大多精神疾病藥物都是哄騙腦部，讓腦子以為自己的原料是足夠的。這就是為什麼大多數精神疾病的藥物都沒有什麼長期的功效，一不吃，就不行。有時吃了也沒用。

而用單一營養元素治療精神疾病，雖然是把原料送到了，但是，卻還是治標不治本。比如，5HTP 這個營養元素常被拿來治療憂鬱症，因為我們抗憂鬱需要的腦部化學原料血清素（serotonin）的前身就是 5HTP，而它的最前身就是必需胺基酸的色胺酸。如果病患的根本問題是胃酸過低，因此無法消化蛋白質，吸收不到胺基酸；那麼 5HTP 雖然有效，但是因為

胃酸過低的問題並沒有解決，所以只要 5HTP 一停用，症狀馬上又會回來。

　　心理平衡的人腦部化學運作良好，所以即使偶爾失衡，也很快就能自我調整回到平衡。這樣的人，不需要靠藥物才能樂觀、專心、放鬆及控制衝動。

把 IN-and-OUT 生化系統當做檢視工具

　　把這個系統稱做工具，是因為它可以幫助你在生理化學這個繁複的過程中，依著不同的需要自助使用。

　　人體的生理化學反應是一個從上到下的過程，有著優先順序，如果上面出了問題，下面一定也會出問題。如果上游的食物品質出了問題，下游的營養元素是不可能平衡的。如果以上生化平衡的生理與心理特徵清單裡缺了好多個，那麼這個人一定也有些生理或心理的症狀。

　　如果生理、心理出現了不健康的症狀，只要用這張貫穿全章的檢測圖倒著檢查，就可以試著找到病源。只要找到病源，就能找到治療策略。

第三章

慢性病的食物調整方式

....

你想過嗎？

● 糖尿病的病根在血糖失衡，光靠升糖指數、升糖負荷，不如讓碳水化合物和能平衡血糖的油脂、肉類一起入口。

● 尿酸高的成因是過量攝取碳水化合物及脫水，體內過酸，腎臟平衡體內酸鹼工作不及，廢物自然排不出去。多喝純水，少吃高碳水化合物是治本之道。

● 影響體重的不只有熱量，肝膽堵塞、血糖失衡都會讓你過胖。減重的第一步一定要讓血糖平衡，並且恢復肝膽功能。

我記得剛開始受營養學訓練時，常常感到很震撼。一開始我的驚訝來自於原本對身體運作的概念被打破了。例如，高血壓形成時，鹽其實是在血管裡幫忙保水的。如，膽固醇是身體裡重要的組織修復原料，它其實是由肝臟合成的，血管壁受損時，就是它在幫忙修補的。如，六〇％以上的腦部是油脂組成的。如，第二型糖尿病其實是胰島素過多引起的，而胃食道逆流的成因不是胃酸過多，而是胃酸過少。

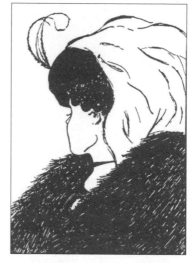

圖1：不同角度看同一張圖會有不同的結論

後來，讓我感到不可思議的是，這些身體運作機制、體內組織結構，全都能在很普通的醫學課本裡找得到。那為什麼，我的醫生會要我不要吃鹽、不要吃油、不要吃有膽固醇的食物呢？

其實，在心理學裡常常討論這類的現象。就如心理學裡有張著名的畫，同一張畫從一個角度看，好似一個年輕女人往遠處凝望；從另一個角度看，就好像一個老女人往地面凝視（見圖1）。

明明是同樣一張畫，有人看到了一個年輕的女人；有人卻看到了一位老女人。因為角度的不同，所以即使是看到了一樣的東西，卻可能下不同的結論。

不同的醫療系統，也有不同的角度。有的人看身體，覺得它是有瑕疵的，會犯錯。因為它有瑕疵會犯錯，所以需要大力的介入。但有人看身體，卻覺得它是有智慧的，懂得應變，所以它能自我修復，我們只需要從旁協助，提供原料。在以下討論的慢性病中，你會發現，用不同的角度看

身體，竟能發展出如此不同的治療策略。

生理疾病的食物調整方式

第二型糖尿病

　　去中國做研究之前，我曾被判定為第二型糖尿病病患，醫生說我應該服用胰島素了。我問醫生為什麼要服胰島素，他那時回答我：「因為你的胰島素太少了。」我嫌麻煩，拿了藥在中國還要補藥，所以想等回美國以後再說好了。沒想到，我在中國天天大量吃天然油脂、吃肉、吃最新鮮的蔬菜，回來後做檢查，我竟然沒有糖尿病了！

　　這時，如果一個人相信身體的智慧，知道它是懂得應變的，以上的現象，就有很清楚的解釋。糖尿病的成因是食用過多會變成糖的食物，血糖震盪過度、過久後，形成了兩個階段的狀況：第一階段是胰島素阻抗，第二個階段是胰臟的貝他細胞燒掉了。

　　當我們食用過多會變成糖的食物，同時又不吃會平衡血糖的食物——也就是蛋白質與油脂，那麼血糖上升速度就會非常快。血糖升得過高，人會昏迷不醒，危及生命。所以，當血糖過高時，身體就指示胰臟釋放胰島素。胰島素像鑰匙，插進細胞接收器，細胞門就開開，讓血糖進入細胞裡，轉成能量，或是儲存為脂肪。但是，細胞能接受的量，也是有限的。當一個人不斷地吃會變成糖的食物，胰島素就不停地被釋放，細胞最後無法處理進來的糖，就把接收器給收了起來，讓胰島素沒地方可以插。這就是所謂的胰島素阻抗。血糖沒處可去，身體就把它轉成脂肪儲存起來，如果各地都滿了，沒地方放了，就指示腎臟把糖從尿那裡排出，所以這個人

就會頻尿，且老是很渴。這就是為什麼有時人還沒有得糖尿病，腎臟就已經因為過勞而壞掉的原因。來不及排出去的血糖，就一直在血液裡升高。除了腎臟外，因為肝臟也是調整血糖的重要成員之一，因此，當血糖太高時，肝臟疲於調整血糖，沒有餘力做其他的事，所以肝臟通常也是堵塞的。

如果這個人的飲食不改變，血糖就會不停地升高。身體以為糖會高，是因為胰島素不足，所以指示胰臟釋放更多的胰島素。胰島素量變大，刺激到細胞，細胞暫時把門開開。但是，等再次刺激過度，細胞又無法負荷時，細胞又把接收器收起來了。身體這時又指示胰臟釋放比之前更多的胰島素。

身體知道這樣大量製造胰島素，對胰臟的傷害很大。它同時也知道，要腎臟不停地把糖從尿排出去，對腎臟的傷害也很大。但是，比起血糖過高，昏迷不醒危及生命來說，後者比較緊急。所以在生存的前提下，身體決定不停地要胰臟製造更多的胰島素，以應變血糖過高的環境。這時，胰臟的貝他細胞就很有可能因過勞死被燒掉。

貝他細胞一旦燒掉，就無法再回來。所以，要扭轉這個情形，最有效的方法，就是少量攝取會變成糖的食物，同時，要一併攝取能平衡血糖的蛋白質與油脂。等血糖平穩後，胰島素就不會一直充斥血液，細胞對其敏感度也才能恢復。

但是，如果我們用另外一個角度來看糖尿病，就會認為胰臟一定是犯錯了，才會讓血糖升得這麼高。這時，最重要的問題便是，我們該如何修正胰臟的錯誤？

答案很簡單，既然是胰島素把血糖送進細胞裡，才能讓血糖在血液裡降下來，那要把過高的血糖降下來，最好是增加胰島素的量。但事實上，由於這個人的飲食還是沒有改變，因此血糖的震盪還是很大，並沒有真正

平衡，所以胰臟還是不停地大量釋放胰島素，再加上外來的胰島素，細胞的接收器就收得更快了。最後的結果，就是讓胰臟累死，那時我們就真的沒有能力製造胰島素了，到時候，只好每餐前打胰島素了。

●檢測病源

在檢測病源時，我們可以藉著第二章 IN-and-OUT 生化系統的表倒著一步一步地走，觀察自己是否有圖表上所載同樣的症狀或行為習慣，檢查這些症狀或習慣是不是和自己的疾病相關，求取改善的方式。

第一站是檢測消化。如果根據清單，觀察到自己的消化系統有症狀，表示消化有問題。在這裡要特別注意吃東西的習慣，如細嚼慢嚥、先吃蛋白質和油脂、澱粉不過量。這幾個習慣都與血糖會不會大力震盪有直接的關係，值得投資時間調整。

下一站檢測的是營養元素。糖尿病的病根在於「血糖失衡」，也就是營養元素攝取種類偏頗或是量不對。在攝取種類裡，如果一個人總是不吃蛋白質和油脂，那血糖就沒有平衡的機會。再看攝取量，如果這個人什麼營養元素都攝取，但是比例不對，每一餐的碳水化合物都大大超過了蛋白質和油脂，那麼蛋白質和油脂就無力平衡血糖，血糖依舊要過度震盪。

再下一站是食物。食物的品質會直接影響生化運作，我以前不相信，但是自己接觸了以後才知道：一條顏色美麗的奶油，就是比一條沒有顏色、沒有營養的奶油，更能夠平衡血糖。

在烹調方法中，一個有血糖問題的人要問自己，高湯裡的油我吃到了沒有，因為很多人都把熬好的湯上面浮的那層油撈出來。我以前還會去買撈油的特種工具。但沒有了這個油，血糖就不易平衡。或者要問雞皮和豬皮、動物身上的肥肉，吃到沒有？因為這些油脂都是平衡血糖的重要元素。

最後一站是生化特性。中國在不同的地域有務農的傳統，碳水化合物在這些地方的傳統飲食裡所占的比例較大。如果你依舊吃如此大量的碳水化合物，不要忘記遵循原來的食物組合。

還有，現代精緻碳水化合物，比以往的粗糧多了許多加工手續，更容易震盪血糖。除此之外，現代飲食裡，有許多加工食品、有糖有咖啡因的飲料，是傳統飲食裡沒有的。這些新的飲食裡的糖，再加上傳統飲食裡的碳水化合物，很多時候，糖都過量了。過量的糖會大力震盪血糖，長期如此，就可能會得糖尿病。

記得多觀察你吃什麼，能讓五大病根中的各指標平衡——血糖、礦物質、脂肪酸、水份、消化等，再對自己的飲食予以調整。

●食物調整策略

如果胰臟的貝他細胞已經燒掉了，病患就必須一輩子依賴外來胰島素。但是，外來的胰島素從進入體內到真正能起作用平衡血糖，還是要花二至四小時。糖尿病患常仗著自己吃胰島素或打胰島素，所以飲食從不忌口，讓人看得膽戰心驚。

在外來胰島素起作用前，如果血糖升高得很快，身體各個臟器和各處的血管都會在這段期間內受到傷害。這就是為什麼不努力控制高血糖，最後會造成各處組織中的微血管壞死的原因，如腎、眼睛、腳趾等，最後便會面臨失明、腎壞死，以及截肢的困境。

所以即使你有使用外來胰島素，依舊必須努力平衡飲食，以平衡血糖。少吃會變成糖的食物，如果吃，一定要選擇非精緻碳水化合物。如果吃碳水化合物，一定要跟著蛋白質和油脂一起入口。儘量讓血糖在平衡線邊上下游走，不要讓它大幅震盪。

如果一個人的胰臟裡還有剩餘的貝他細胞，能好好以平衡飲食控制，

待胰島素阻抗消失後，應該可以不必依賴外來胰島素。如果你的胰臟還沒有完全燒掉，一定要好好珍惜剩下來的貝他細胞，不要再大力震盪血糖傷害它們。

血糖高對身體的傷害很大。所以在你還沒有平衡自己的血糖時，請與醫師合作，不要自己亂停藥。

以往我在教育血糖病患時，使用的是升糖指數（glycemic index，簡稱 GI）這個工具。這個指數說明了該項碳水化合物消化分解、震盪血糖的速度，指數愈高的震盪血糖的速度愈快。比如，葡萄糖的指數是一百，白麵包是九十九，烤馬鈴薯是九十五，白米飯是七十。多數的人把升糖指數分成高低兩組，後來又發展出升糖負荷（glycemic load，簡稱 GL）這個指數，它與升糖指數相似，只是把真實的攝取量考慮在內。

我後來捨棄這些指數，主要的原因有二。第一是因為指數的標準很亂，有些人說白麵包的 GI 是九十五，有些人說是七十，其實這端看烘焙過程中飽和脂肪的油脂用量，用奶油做的麵包震盪血糖的速度就會比用植物油做的麵包慢。第二是因為它太容易誤導病患，多數的病患以為只要是吃低指數的碳水化合物，就對糖尿病有幫助。其實，所有的碳水化合物都會消化成糖，這是當初升糖指數這個概念發展的原因，因為只要會消化成糖，它就能震盪血糖。

所以，只要是吃碳水化合物，都不會幫助血糖平衡，真正能幫助血糖平衡的只有肉類和油脂。當初肉類與油脂類的食物沒有被考慮在升糖指數裡，就是因為它們不會震盪血糖，而是會平衡血糖。我認為比較有幫助的，應是發展一套「食物平衡血糖的指數」，如果讓我排，油脂一定排第一，肉類排第二。

以食物平衡自己的血糖最有效的方式是進行血糖控制飲食。

進行血糖控制飲食的方法

　　這是一個能讓血糖比較快速平衡的方法。在病患開始血糖控制飲食前，我通常會先開支持腎上腺的保健品（adrenal support），或是給病患能增進細胞對胰島素敏感度的營養素，如鉻。要不然就是要求病患在兩個星期內大量吃椰子油。這些措施，都是為了防止病患在血糖掉下來時，沒辦法控制自己，去抓會變成糖的食物。以下是血糖控制飲食的規則：

　　時間：持續二個星期

　　目的：讓身體血糖的震盪保持在最小，讓胰臟、腎上腺、肝臟這三個調整血糖的器官適度休息。

　　注意：長期攝取精緻澱粉和五穀雜糧的人，應先服用兩個星期的腎上腺保健品、或鉻，或是大量食用椰子油，待睡眠品質改善後，才開始。椰子油可以用來做菜或是放在椰漿裡飲用。除此之外，要先確保消化系統運作順暢。

　　方法：一天六小餐，醒著時，間隔二至三小時就吃一小餐。由於進食的次數很頻繁，所以要先計畫。

肉類	什麼肉類都可以吃，但要確保肉類的品質，不限量。肉類種類愈多愈好，內臟亦包括在內。海鮮也不只是吃魚類，貝類、甲殼類也要多吃。
蔬菜	豆類、根莖類和瓜類的糖份很高。所以除了豆類、根莖類、瓜類不吃之外，什麼蔬菜都可以吃，不限量。
水果	一天一次，一點點就足夠了，水果很甜。

堅果	新鮮在殼裡的堅果最好，如果買不到，烤好沒有裹糖的堅果不限量。
水	大量喝純水。
油脂	可用麻油或橄欖油低溫熱炒或涼拌。除了椰子油、麻油、橄欖油，不用其他植物油做菜。盡量使用豬油、鴨油、雞油、牛油、奶油做菜。每日食用高品質的魚肝油或蝦油。
精緻碳水化合物	完全不食用任何澱粉和五穀雜糧，以及穀、麥製品（包括麵、米、麵包、蛋糕、饅頭、燕麥等）。
糖	不吃代糖、甜點、任何含糖的東西，包含天然的糖，如蜂蜜、楓糖等。
奶製品	完全不吃奶製品。
加工食品	不吃加工食品，吃原形食物。
酒精	酒精會以最快的速度影響血糖，不喝。
咖啡因	不喝咖啡和茶等飲料。這類飲料會刺激腎上腺，釋放壓力荷爾蒙，讓血糖快速提高。
有糖飲料	不喝汽水、果汁等有糖或標榜無糖的飲料，包括茶類飲料。

在血糖控制飲食結束後，會變成糖的食物要慢慢加回來：

先加根莖類蔬菜，等三天，沒有恢復反應再加瓜類，等三天，沒有恢復反應

再加豆類，等三天，沒有恢復反應

再加奶類，等三天，沒有恢復反應（如果原本對奶製品就有過敏，直接跳過）

再加精緻澱粉類，等三天，沒有恢復反應

再加咖啡因類，等三天，沒有恢復反應

最後才加酒精類

恢復反應（請見 277 頁）。如果出現任何一種恢復反應，則停留在這個食物種類，一直到恢復反應消失後，才往下加。

如果恢復反應嚴重，則停止食用這類食物，回到上一類食物，同時檢測一下自己是不是對這類食物過敏（請見 191 頁）。如，加入奶類後，突然開始便秘，則不再往下加。如果便秘嚴重，就要回到豆類。或者檢測一下自己是不是對奶類過敏。如果原本就不吃的食物，如酒精、豆類等，可直接跳過去。

照著上面的吃法，少量多餐，並且完全不吃會變成糖的東西，可以把血糖的震盪幅度調到最小。這時，休息夠了的三大血糖器官會有以下的反應：

胰臟：胰臟會視一個人平均所需的胰島素，來製造與釋放胰島素。如果這個人平時的飲食常常讓血糖快速升高，胰臟不知道到底有多少糖進入人體，只好一次釋放全部的胰島素，回頭趕緊再製造時就會再多做一點。慢慢地，胰島素釋放的量就會一直增加。到最後，這個人就算只吃一點點糖也會刺激大量的胰島素釋放，一下子就把血糖大力壓下去。就這樣，把血糖上下震盪的震幅愈拉愈大。

血糖控制飲食時，由於少量多餐，沒有食用任何會變成糖的食物，再加上有蛋白質、油脂平衡血糖，血糖震盪幅度會開始縮小，胰島素的需求

量就會減少。胰臟不再需要一次製造這麼多胰島素，得以休息。這樣胰島素的釋放量就愈來愈少。細胞不再不斷被大量胰島素刺激，就會把接受器打開，不再阻抗胰島素，又開始對胰島素敏感，這樣只要少量的胰島素，就可以有效地降下血糖。

腎上腺：血糖上升速度和幅度不大，下降也就一樣。血糖不掉進危險地帶，腎上腺就不會老被叫出來工作，能去處理生活裡其他的壓力。這個人的抗壓與專心能力就會提高，睡眠開始改善，腎上腺的下游內分泌系統也開始能喘口氣。

肝臟：血糖小幅震盪，肝臟不需要一直把過多的血糖轉換成糖原，或是當血糖掉得太快時又趕緊把糖原轉成血糖，肝臟不需要一直參與調整血糖的工作，就能分身去做很多其他重要的事。在肝臟終於有餘力做其他的事之後，它就能開始分解原本無法分解的物質，排出體外。這時，很多人會經歷排毒的症狀，如腳爛、嘴爛、流鼻涕、咳嗽、發疹子、頭暈等等，需要特別注意（參見 274 頁）。

血糖控制飲食結束後，大多數人都能把掌控血糖的權力拿回來。血糖開始平穩，只在平衡線上下小幅震盪，就算餓，也不會太難過。能夠有時間慎選食物，也不會因為狼吞虎嚥而過量或是沒有細細咀嚼而傷了消化道。這時，人才有平衡的生理化學，能夠支持我們選擇平衡的飲食。

當血糖平衡了，人才可能真正的自由。一個血糖不平衡的人，無時無刻不在找東西刺激自己的血糖上升，不是想喝咖啡、就是想吃會變成糖的食物、想喝酒、要不就必須來根菸。因為這些食物和物質，都能讓血糖快速上升。

低血糖

當血糖長期大力震盪，血糖上升時會傷害胰臟，掉下來時也會傷害腎

上腺。長時間這樣下去腎上腺也有可能燒掉。每個人的遺傳不同，有些人胰臟會先燒掉，有些人則是腎上腺會先燒掉。

如果腎上腺開始疲倦，它提升血糖的功能就會減弱，這時，就要靠有糖的食物來提升血糖，或是使用刺激品喚醒腎上腺工作。這樣的人每每在血糖掉下來的時候就會疲倦得很厲害，很想吃甜的或會變成的糖的食物。或者會很想來根煙或一杯咖啡，踢一下腎上腺，提振精神。這就是很多公司行號的下午茶為什麼都會找上甜食的原因，珍珠奶茶、摩卡咖啡、巧克力奶昔這時候全都會來幫拉一把。腎上腺如果比胰臟燒得快時，血糖大部份時間都會待在平衡線以下。

當腎上腺傷得很厲害時，血糖掉下去就會不起來，常常血糖就會掉過谷底，奔向萬丈深淵，這就是所謂的低血糖。血糖過高和過低都會讓我們昏迷，危及生命。血糖低到讓人昏迷不醒，如果發生在白天，便有幸能急救得回來；但如果發生在睡夢裡，就是一去不醒了。

所以，糖尿病和低血糖看起來好似不一樣的病，但其實骨子裡，它們是一模一樣的，都是血糖震盪過度且過久。到底是那個病先敲門，全要看胰臟和腎上腺那個先燒掉。

●檢測病源

低血糖和糖尿病的病源是一模一樣的，可參考糖尿病的病源檢測。

●食物調整策略

同樣的原因，治療策略亦是用飲食平衡血糖，請參考糖尿病的食物調整策略。

尿酸過高

現代人尿酸過高的愈來愈多，跟其他的慢性病一樣，惡化趨勢好似一架高速運行的火車，擋也擋不住。多數醫界的人看尿酸過高這個問題跟看其他慢性病的角度是一樣的，那就是身體是有瑕疵的，不是基因遺傳，就是臟器失控需要大力介入加以控制。但是，如果我們換個角度看身體，就會好奇地想知道，身體為什麼會讓尿酸升高？有沒有什麼不得已的原因？

要了解尿酸為什麼會升高，一定要先了解腎臟這個極度重要的器官。多數人以為腎臟只是為了排尿而存在的，但其實腎臟的工作又繁又重。腎臟必須調節體內電解質，就如第一章五大病根之一脫水裡描述的情況一樣（見 57 頁），如果體內電解質不平衡，那麼水的調度就會出問題。腎臟同時調節血量與血壓，這個機制於第一章的脫水病根與高血壓中（見 57 頁與 233 頁），都有詳盡的解釋。腎臟也參與調節血液的酸鹼值。除此外，腎臟還分泌荷爾蒙，其中一種荷爾蒙稱為骨化三醇（calcitriol），是活化形式的維生素 D，它幫助平衡體內的鈣質調度。另外一項功能是製造紅血球生成素（erythropoietin），幫助紅血球的生成。腎臟的最後一項功能，才是經尿液排出代謝物（見表1）。

表1：

腎臟的六大功能	
調節電解質	調度體內的水份
調節血量與血壓	保持血液運行順暢
調節血液酸鹼	血液變酸時放行氫離子中和，變鹼時則放行碳酸氫鹽離子，讓血液酸鹼平衡
分泌荷爾蒙	幫助平衡體內鈣質調度
製造紅血球生成素	幫助紅血球生成
排出代謝物	排出有毒物與人體代謝產物

就因為腎臟的工作繁重，它要照顧的不只是排出代謝物一項，因此當其他五項的主要工作量如果加重時，就會影響排廢物這一項。就好像一個人原本每天要做六件事，如果其中幾件事情工作量突然加重了，就會影響其他項目的工作進度。同樣的，如果一個人每日攝取高碳水化合物飲食，這些食物化成大量的糖，那麼這個人的血液就會酸得很快。如果血液酸得很快，腎臟調節血液酸鹼的那項工作量就會增加，忙於排氫離子，以保住碳酸氫鹽離子。同時由於吃糖讓血變酸得很快，因此鈣必須釋出中和血液，這時腎臟分泌荷爾蒙骨化三醇的工作量就增加了。

　　如果，這個人不但飲食裡的碳水化合物過高，而且很少喝純水，多是喝脫水飲料，那麼，腎臟調節電解質與調節血量與血壓的工作量也同時會增加。這些增加的工作量，就會延遲腎臟排出代謝物這個工作項目的進度（見圖2）。

　　經尿液排出體外的物質很多，而身體代謝出的產物包括了以下幾項重

腎臟的六大功能

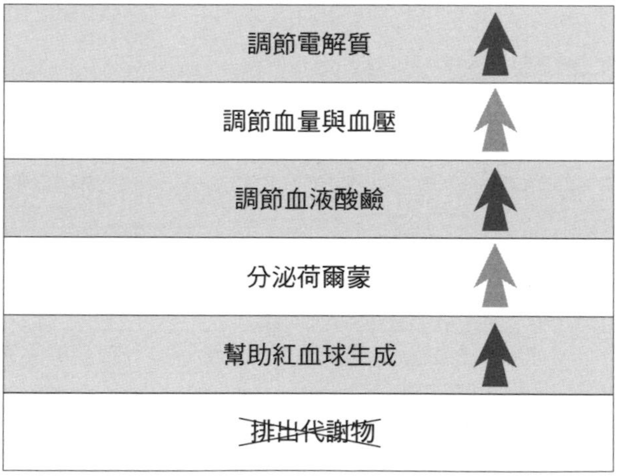

調節電解質	⬆
調節血量與血壓	⬆
調節血液酸鹼	⬆
分泌荷爾蒙	⬆
幫助紅血球生成	⬆
~~排出代謝物~~	

圖2：腎臟其他的工作量增加，排出廢物的能力就會下降

要的物質，這些還不包括分解後的藥物與農藥等有毒物質：

1. 胺基酸的代謝物阿摩尼亞（ammonia）與尿素（urea）
2. 血紅素的代謝物膽紅素（bilirubin）
3. 肌肉的代謝物肌酸酐（creatinine）
4. 核酸（nucleic acids）的代謝物尿酸（uric acid）

所以，腎臟其他工作量增加時，前述應該從尿液排出的所有代謝物質都會在血液裡升高。但為什麼唯有尿酸會作怪呢？因為從尿液排出的代謝物質中，唯有尿酸有無法溶解（insolubility）的特性，因此它很容易結晶。結晶的尿酸就有可能在體內沈積，引起免疫系統的反應，形成痛風，或在腎臟中形成結石。其實，身體知道如果這些廢物排不出去，往後都會在體內造成傷害，如痛風與結石。但是，由於缺水、缺血、血液過酸或過鹼，都會立即危及生命，因此，身體決定求取今日的生存，把血量、血液酸鹼都先調節好，明日再處理痛風或結石，因為雖然這些症狀會帶給我們許多痛苦，但它們都不會立即致命。

我的病患裡，只要是長期食用高碳水化合物飲食，再加上不喜歡喝水的人，通常不是經常有腎結石，就是有高尿酸的情況（高尿酸的人不見得痛風會發出來）。也有病患是開始吃高血壓利尿劑型的藥物後尿酸升高，這可能與使用利尿劑易長期脫水有關，一脫水腎臟就要忙碌了。

對付高尿酸或痛風，醫界多使用三樣利器。NSAID 型藥物是為了要消除腫大與發炎，這類藥物的問題在病根「脂肪酸失衡」那裡詳述過（見56 頁）。另外一樣就是抑制普林轉換成尿酸的藥物（xanthine oxidase inhibitor），為什麼要抑制普林轉換成尿酸呢？記得前述尿酸是核酸的代謝物嗎？核酸就是著名的 DNA 和 RNA，普林（purine）則是 DNA 和 RNA 重要的組成物質，它在細胞複製與生成裡扮演了必要的角色。普林被分解時就會產生尿酸。尿酸為人體中重要的抗氧化物質，我們的血液裡

五〇％的抗氧化物質就是尿酸提供的，它確保了人類血管的健康。所以這類藥物的問題出在，沒有了尿酸這個重要的抗氧化物質，血液中的脂肪酸與膽固醇便很容易被氧化，血管壁的健康就失去保障。第三樣就是要求病患不吃高普林的食物，人體生化運作中所需普林完全靠食物提供，普林最豐富的食物是肉類，尤以動物內臟含量最集中。就這樣不准吃有普林的食物一竿子就把肉類整個打翻了。沒有普林，每一次細胞複製與生成就都缺乏原料。現在為了膽固醇，已經什麼油都不敢碰了，再加上不敢碰肉類食品，剩下的就只有碳水化合物可吃。但是，單吃大量的碳水化合物，沒有油和肉平衡血糖，血糖一失衡，腎臟的負擔就會增加，影響尿酸正常的排泄，讓痛風與結石更加嚴重。

●檢測病源

循著 IN-and-OUT 生化系統表倒著檢測，第一站是消化。膽如果有堵塞的情況，一定會影響到肝臟。肝臟如果不通，就會影響它該分解的物質。肝臟分解後的物質，走兩條路排出體外，一條路是肝—膽—糞便，另外一條路就是肝—腎—尿液。所以，肝臟要保持暢通，走腎這條的排廢物路線，才不會堵塞不通，像尿酸這樣的物質，也才不會滯留於血液中。

第二站是營養元素。只要與廢物排除相關的問題，就一定要回歸到水份攝取量。沒有水，血和淋巴都一定運行不順暢，它們一運行不順，細胞就得不到養份，廢物也排不出去。就像前面所述，人一脫水，腎臟就要大力調節電解質以調度體內的水份，也要大力調節血量與血壓。它一忙著做這些事，就無法分身去排解廢物，尿酸就會上升。

除了攝取足夠水份之外，為了防止高血糖引發血液酸鹼失衡加重腎臟工作量，攝取等量的肉類、油脂，蔬菜，減低澱粉類食物與水果攝取量，就變得很重要。

下一站檢測食物。食物品質如果不高，它的營養不但不夠豐富，而且常常還挾帶了附加的荷爾蒙與藥物，這些物質分解後，許多都要靠腎臟藉尿液排出。所以，食物品質如果不高，等於在無形中增加了腎臟的負擔，影響尿酸等這類代謝物的排出。

最後一站觀察生化特性。我觀察的結果，少喝水外加高碳水化合物飲食時，有些人容易腎結石，有些人則容易形成痛風。但是，不管是那一種呈現方式，都說明了他們的腎臟工作量負擔過大。所以，即使大家有不同的生化特性，遇到同樣的情況，不管是血糖造成血液酸鹼失衡，或是脫水，他們藉結石與痛風的方式呈現雖有不同，但是，卻都一樣需要平衡的飲食，以及整日不忘喝水。

●食物調整策略

由於尿酸升高與腎臟前四項工作項目有關，因此盡力減輕腎臟這四項工作項目，就是當務之急。要減輕腎臟在血液酸鹼調節上的工作量，就要注意血糖的平衡，請參見血糖控制飲食（見 206 頁）。如果要減輕腎臟在水份調度與血量調節的工作量，就要多喝水，減少脫水飲料與酒精的攝取量。

當血糖平衡後，喝水量也已經跟上時，就可以施行排毒飲食（參見 279 頁）來為腎臟進行大掃除，以提升腎臟的工作效率。

進行飲食調整時，常常會有病患在復元的過程中經歷恢復反應（請參見 277 頁），這其中包括腎臟開始有餘力排出結石，或是開始處理原本尿酸結晶處的損傷。這時最好的辦法就是讓結石排出，以及讓原本損傷的組織經發炎再消炎，得以痊癒，不要阻擾這個過程。排結石與痛風發作都會痛得要人命，所以要讓這個過程走完，要靠大家的耐力與耐心，給身體一點時間。復元的路，總是崎嶇不平的。

排結石與尿酸的時候，以下物質對它的排出與分解有幫助，其份量不足時無法化解結石，但過多時也會造成不適，使用時請務必諮詢專業營養治療師：

1. 攝取大量的椰子油
2. 好吸收的維生素 B 群
3. 好吸收的礦物質鎂
4. 高品質雞蛋裡的卵磷脂（或是可以找磷脂醯膽鹼 phosphatidylcholine）
5. 好吸收的礦物質磷

內分泌失調

內分泌到底在分泌什麼？內分泌系統分泌的是荷爾蒙，是由體內腺體如胰臟、攝護腺、腦垂體、腎上腺、甲狀腺等來分泌的。荷爾蒙的工作是傳達訊息，下指令。這個系統一亂，就像電腦線路混亂一樣，所有的功能都不聽指揮，怎麼叫都叫不動你要它做的事。內分泌一亂，這個系統裡的所屬腺體就會互相受影響，諸如甲狀腺亢進、甲狀腺機能減退、更年期症狀、月經問題、發育太早、發育太快、發育太慢、發育太晚、長得太高、不長高、生育困難、攝護腺腫大等症狀就蜂擁而出。

這時，我們很難不認定身體是有瑕疵的，因為一下太快、一下太慢；一下亢進、一下又減退。這怎麼看，都像是出錯才可能發生的。要彌補身體的錯誤，就要介入。如果甲狀腺太亢進，就要把它拿掉。如果甲狀腺機能太減退，就要補充甲狀腺荷爾蒙。

但如果換一個角度看，相信身體的智慧，理解如果不是為了適應變化，身體不會隨便做決定。那麼我們就會發現，內分泌系統有層層的官階，任何腺體的問題都是牽一髮而動全身。腎上腺位階極高，因為它掌管的事跟生存有關，所以，它一出現，就有權調度身體裡所有的營養。因為

腎上腺官位高，因此它如果過度疲倦，則它屬下所有腺體全被牽連（見 47 頁，圖 12）。

身體會出現內分泌問題通常是因為它長期處於三種環境下，一是長期處於緊急狀況，二是壓力賀爾蒙偷竊，三是荷爾蒙阻抗。

1. 長期處於緊急狀況

一般而言若有事情會讓腎上腺被牽動，這事一定大到會影響生存，這種狀況我們稱之做「緊急狀況」。

遇到緊急狀況時，我們的自律神經系統就會從副交感神經轉換成交感神經，也就是從放鬆變成緊張。這時身體就會進入搏鬥／逃跑（fight or flight）狀態。

不管是搏鬥還是逃跑，身體都要做好準備。比如心跳要開始加速，血管收縮、血液離開大腦和器官，進入肌肉、聽力暫停、視力轉換成管狀視力。這樣搏鬥和逃跑時才能專心，才有力氣。再來就是關閉消化系統、減緩新陳代謝，因為消化和新陳代謝都必須使用很多能量，而且，如果打不贏或跑不掉，就會被猛獸消化掉，這時候那有餘力消化。最後會停止性荷爾蒙的製造和停止勃起。這應該不難理解，都快被吃掉了，那有繁殖後代的機會？這時，我們的心跳自然會加速、血壓自然會升高（見圖 3）。

以往，老祖宗的腎上腺只在遇到猛獸或是找不到食物時才會進入緊急狀況。可是現代人的生活，緊急狀況一天要出現好幾次，它們包括：

脫水：脫水等於缺血，所以與生存相關，是緊急狀況。

血糖掉到谷底：以往老祖宗血糖掉到谷底是因為好幾天打不到獵物，餓到了。我們現在血糖掉到谷底，是因為過度食用會變成糖的食物，又不跟著能夠平衡血糖的蛋白質和油脂一起入口。是我們先把血糖推得太高，後來才掉得太低。再加上不斷使用刺激物如咖啡因和香菸，這些物質一刺

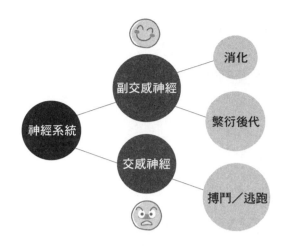

圖3：交感神經與副交感神經狀態下開啟的身體功能

激腎上腺，就自動把身體帶入緊急狀況。

睡眠不足：不管身體是因為不平衡所以睡不好，或是工作所需，睡不夠，對身體來說，都是極大的壓力。因為身體的修復工作，只能在睡眠中進行，所以這也算是緊急狀況。

發炎不止：以往老祖宗的發炎都是受傷才引起的。但是，現代人就前面所述的病根，「脂肪酸失衡」，再加上胰島素大量循環血液，消炎管道PG1 走不完，自動變跑道到 PG2 發炎管道，長期引起全身性發炎。一發炎，就跟生存有關，進入緊急狀況。長期發炎，身體就長期處於緊急狀況。

現代老虎出現：這是心理因素引起的緊急狀況。大部份人把交報告、考試、丟工作、人際關係問題等，都當做真正的老虎在看待，不是生就是死。當我們認為報告交不出去、考試考不好、丟工作、人家不喜歡我，我就可能會死掉時，那你的身體就假設它跟生存相關，進入緊急狀況。

我們身體原本的設計，只是為了應付短暫的緊急狀況。但是，現代人

的緊急狀況環境，卻是天天年年的持續。當身體過久處於緊急狀況時，上述的搏鬥／逃跑反應都會發展成疾病，如「心跳開始加速」變成心悸，「血管收縮」變成高血壓，「血液離開大腦和器官」變成老年痴呆及各臟器缺乏養份而受傷，「血液進入肌肉、聽力暫停、視力轉換成管狀視力」變成無法學習，「停止性荷爾蒙的製造」變成了生育問題，「停止勃起」變成了性功能問題。

2. 壓力荷爾蒙偷竊

每當我們身體進入緊急狀況時，腎上腺就要出馬，它以生產壓力荷爾蒙的方式來面對這些緊急狀況。由於壓力荷爾蒙是用以生存的，所以，它最大。只要這個荷爾蒙一出現，供應其他荷爾蒙的原料就要拱手讓給它。這就是我們所謂的「壓力荷爾蒙偷竊」（cortisol steal）。

所以，長期處於緊急狀況，壓力荷爾蒙不停循環於體內，腎上腺不但疲勞不堪，而且腎上腺下游的每一個腺體，全都將面臨原料短缺的現象（見表2）。

表2：

腎上腺疲倦症狀		
□ 夜貓子	□ 難以入睡	□ 早上醒來精神不好
□ 易緊張	□ 突然站起來會頭暈	□ 特別想吃鹽
□ 特別容易出汗※	□ 下午很睏	□ 常扭傷腳、腿部
□ 很需要太陽眼鏡遮陽	□ 夜裡醒來很難再入睡	□ 全身疼痛

※容易出汗和過度流汗不同。過度流汗的起因是肝臟堵塞或腎臟問題。

3. 荷爾蒙阻抗

就像胰島素過度刺激細胞，細胞會形成阻抗，接收器收起來，不再聽話。同樣的道理，也適用於其他荷爾蒙。當某種荷爾蒙不停被製造及在體內循環，細胞最後就會拒絕買單，形成荷爾蒙阻抗（hormone resistance）。細胞一不聽話，身體的協合運作就開始出問題，我們就會經歷各種症狀。但是，在這個時候，有這樣的症狀不

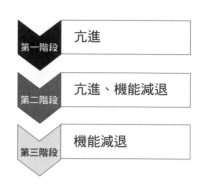

第一階段	亢進
第二階段	亢進、機能減退
第三階段	機能減退

圖4：內分泌系統的枯竭階段

是荷爾蒙不足，其實，這些症狀是荷爾蒙過多造成的。這就是所謂的「在荷爾蒙過多的情況下，出現了荷爾蒙過少的症狀。」（absence in the presence of excess）。

當一個腺體一直不停製造荷爾蒙，工作過度的情況下，就開始進入枯竭階段。內分泌腺體的枯竭分三階段：第一階段亢進、第二階段同時發生亢進和機能減退、第三階段機能減退（見圖4）。

在第一階段裡，由於荷爾蒙阻抗，細胞不聽話，接收不到訊息。腺體不知道細胞是因為刺激過度才不聽話的，它還以為是因為荷爾蒙不夠多，所以細胞才沒有接收到指令。因此，它就會製造更多的荷爾蒙。這是為什麼腺體在這個階段裡，都特別地「亢進」。

在第二階段裡，腺體長期過度製造荷爾蒙，沒力了，就像車子老了一樣，發動時，一下啟動、一下又熄火。這時的腺體也一樣，一下「亢進」、一下又「機能減退」。

在第三階段裡，腺體已經完全沒力了。就像車子到最後，怎麼打火都發動不了一樣。這時，就一直保持在「機能減退」的狀態。

如果一個人開始出現內分泌失調症狀時，他的診斷結果，端看腺體當

時是在那一個枯竭階段。如果他的甲狀腺出了問題，而那時甲狀腺正處於第一階段枯竭，檢查時得出的結果就是「甲狀腺亢進」。如果那時甲狀腺正處在第三階段，那檢查結果就是「甲狀腺機能減退」。

其實，我們現有的內分泌檢測工具並不精準。如果腺體正處於第二階段枯竭，那今天測出來的荷爾蒙量會太多，但明天可能就會太少了。

我的病患很少在檢驗時能即時檢查出甲狀腺的功能失調。除了檢測工具不精準外，醫界在開給病患荷爾蒙前，也很少做全面的檢驗。比如，醫生在開性荷爾蒙代替治療前，很少會做準確的性荷爾蒙檢驗，然後再依病患所需的荷爾蒙量和種類去配藥。這樣使用荷爾蒙，不但無效，而且很危險。荷爾蒙的量是以億分之一克（nano-gram）計算，因為很少量的荷爾蒙就會有巨大的影響。如果一個人已形成荷爾蒙阻抗，那問題就出在荷爾蒙過量，刺激到細胞已拒絕接收指令。這時，如果還再往身體裡送荷爾蒙，一開始細胞會被這大量的荷爾蒙暫時喚醒，症狀會暫時減輕，但後來還是只會讓荷爾蒙阻抗加劇，那時候只好將荷爾蒙的劑量再加重。這樣不停大量地送荷爾蒙進入體內，真的只是愈幫愈忙。難怪有許多研究指出，腫瘤長個不停與各種癌症的症狀，很多都是荷爾蒙過量造成的（見表3）。

表3：

甲狀腺失調症狀		
☐ 易憂鬱	☐ 胖不起來	☐ 瘦不下來
☐ 易緊張	☐ 易臉紅	☐ 不動時脈搏也很快
☐ 很怕熱	☐ 很容易累	☐ 手腳冰冷
☐ 體溫偏低	☐ 便秘	☐ 眼球微突
☐ 過量掉髮	☐ 後三分之一段眉毛很少	

●檢測病源

想找出身體內分泌失衡的原因，我們一樣要循著 IN-and-OUT 生化系統表倒著檢測，第一站是消化。

消化這站，對荷爾蒙製造的影響非常巨大。比如，製造性荷爾蒙的原料是膽固醇，如果膽塞住了，就沒有膽汁分解油脂，沒有油脂就沒有脂肪酸，膽固醇就沒有製造的原料。我常見到無法生育的男女有嚴重的膽堵塞。又比如，胃酸不足時礦物質就無法分解吸收，像甲狀腺這樣以礦物質碘為原料的荷爾蒙，也會有原料不足無法製造的問題。所以，如果消化有問題，要先照著「吃的習慣」清單逐一改善，這樣才有可能吸收到製造荷爾蒙所需的所有營養元素（見表4）。

第二站是營養元素。內分泌失調，多是營養的攝取種類不足，缺少了油脂或是礦物質。有時問題出在攝取量方面，如果碳水化合物的量太大，就會直接影響血糖平衡。而血糖過度震盪就是現代人腎上腺如此疲勞的最大原因。腎上腺在內分泌系統中官階高，它一倒，就全體倒。血糖不平衡時，大量胰島素循環於體內，當胰島素過量時，除了形成胰島素阻抗、消

表4：荷爾蒙類型與其原料

類型	原料	實例
類固醇類荷爾蒙	膽固醇——油脂類	性荷爾蒙
甲狀腺荷爾蒙	碘分子+酪氨酸（tyrosine）——海藻類＋肉類	甲狀腺荷爾蒙T3、T4
胺（類）荷爾蒙	修飾胺基酸（modified amino acid）——肉類	壓力荷爾蒙（adrenaline）
縮氨酸（peptides）和蛋白質荷爾蒙	長鏈胺基酸——肉類	胰島素
類花生酸（eicosanoids）	脂肪酸——油脂類	前列腺素

炎管道轉成發炎管道，它還會讓女性荷爾蒙轉換成男性荷爾蒙、讓男性荷爾蒙轉換成女性荷爾蒙。所以，男生就有可能會脫髮、脫毛，有些胸部還會變大，或聲音變得女性化；女生就有可能開始長臉毛、長腿毛，聲音變得男性化等。

特別提醒注意的是喝水量。當我們脫水時，身體一樣進入緊急狀況，而當我們長期處於緊急狀況時，腎上腺也會跟著疲勞。所以長期脫水，也能夠直接影響內分泌系統的健康。

在我的門診當中，內分泌失調的最大原因就是：碳水化合物攝取量過大、油脂攝取量不足。脫水飲料喝過量，但純水卻喝得不夠多。所以，如果能照著營養元素清單逐一改進，就可以修正內分泌失調。

下一站就是食物。食物品質不高，它的營養就不夠豐富，營養不足，荷爾蒙就沒有足夠製造的原料。在烹調中，對內分泌影響最大的要屬用好鹽。由於精鹽經加工後只剩下氯化鈉，如果再加上碘，就會有兩種礦物質特別多而其他的礦物質太少，這樣會造成其他礦物質流失，體內礦物質變得極度不平衡。吃天然沒加工過的鹽，裡面礦物質的含量豐富且平衡。幾乎所有的重要腺體都是以一種礦物質在左右其健康的，所以吃好鹽對內分泌的腺體健康有助益（見表5）。除了好鹽，常喝高湯也能有效補充與平衡礦

表5：各腺體需要的礦物質元素

腺體	對其重要的礦物質
甲狀腺	碘
攝護腺	鋅
腦垂體	錳
生殖腺	硒
腎上腺	銅

物質。碘含量最豐富的食物為海藻類，所以我們小時候常喝的海帶排骨湯，對內分泌的維護是有相當大幫助的。

最後一站觀察生化特性。有些內陸的傳統飲食缺少營養元素碘和鋅，影響甲狀腺功能及攝護腺功能。在台灣這個問題很好導正，因為我們出產種類豐富的海鮮貝類、海藻等食物，只要多方攝取，這類營養素應不難平衡。

●食物調整策略

由於腎上腺在內分泌系統中的官階極高，所以在調整內分泌系統時，如果越過腎上腺先調整它下游的腺體，都是白費工夫的。要調整內分泌系統，就要從腎上腺開始著手。

既然長期處於緊急狀況會造成腎上腺疲勞，引起內分泌失調。那麼，要調整內分泌系統，第一要務就是要減少身體面臨緊急狀況的頻繁度（見表6）。

表6：消除身體緊急狀況的方法

緊急狀況	消除緊急狀況的方法
脫水	減少脫水飲料，攝取足量純水。
血糖掉到谷底	平衡血糖。請參考206頁血糖控制飲食。
睡眠不足	改善時間管理，調整睡眠時間。
發炎不止	平衡脂肪酸、平衡血糖，或找出發炎病源，比如，把一直出問題的牙齒修補好。
現代老虎出現	如果仔細想想，我們不會在現代社會裡遇到真正的老虎。所以，其他所有的事情，都不會真正讓我們今天就必死無疑。因此，大部份的事情，都沒有大到與生存相關。換個角度看它，不要把腎上腺累倒了。

當調整飲食後，內分泌系統開始復原時，症狀會沿著枯竭三階段倒著走。比如，一個人原本是在第三階段，處於機能減退，復原期間，他會倒著走回第二階段，這時，他的腺體就會有時亢進、有時機能減退。待他回到第一階段時，他的腺體就會處於亢進狀態。最後回歸正常。

健康諮商室

更年期真的不該如此為難

我特別要提到更年期，因為這是人類特有的現象。多數的動物都是終其一生有生育能力。我認為，人會有更年期，是因為女人除了生育外，還能對人類社會做出諸多其他的貢獻。所以，更年期原本應是上天給的禮物，本來的設計，是為了讓女人能夠追尋生命裡其他的樂趣。它本不應是個詛咒，用情緒大型波動、盜汗、失眠、記憶力不好、關節疼痛、水腫、肥胖、頭暈、熱潮等症狀來折磨女人的。

會有更年期的症狀，是因為當更年期一到，卵巢功成身退，會把製造女性荷爾蒙的棒子交給腎上腺。如果腎上腺因為長期處於緊急狀況，太過勞累，它就會在這時候要接不接這個棒子。腎上腺無力接這個棒子的時候，各種不適的症狀就會出現。當腎上腺有能力接這棒子時，更年期除了停經外，應該是沒有太多其他的症狀的。

現在社會，除了飲食不良造成更年期症狀紊亂外，過多與女性荷爾蒙相似的化學物質充斥也是一個很大的原因。

比如，塑膠瓶裝飲料一遇熱就會釋出仿雌激素（xeno-estrogen）。它不是真的女性荷爾蒙，卻有長得跟女性荷爾蒙很像的鑰匙，一插進細胞的接收器就亂下指令。記得嗎？荷爾蒙只要一點點，就有很大的影響

力。現在農藥裡、塑膠裡，各種環境裡的化學物質，這樣的仿雌激素多到不行。量太大，最後形成荷爾蒙阻抗，出現了「在荷爾蒙過多的情況下，出現荷爾蒙過少的症狀。」醫生不檢驗，或是檢驗不出來，開荷爾蒙代替治療，在假的性荷爾蒙已太多的情況下，又送進一大堆人工製造的性荷爾蒙。

所以要徹底解決更年期的問題，就要從均衡飲食做起。

不要一下減重不吃、一下又暴飲暴食，要吃高營養不震盪血糖的食物，盡力把腎上腺扶正，好讓它能在更年期時，順力接下卵巢給的棒子。要不然，這更年期一來，可能就不走了。

做女人，真的不應該如此為難。

心血管疾病

多數心血管疾病的起因都是心血管硬化，最常見的有兩種成因，一是礦物化的組織（mineralized tissue）囤積，另一種是膽固醇的囤積。在我們討論這兩種成因前，一定要先問一個關鍵的問題：「這些物質為什麼要囤積在血管內？」

身體組織受到損傷時有自我修復的能力。而導致血管受傷最大的來源，就是被酸血腐蝕。血液變酸最普遍也最快速的原因，是過度食用會變成糖的食物。血糖會快速使血液變酸，被腐蝕的組織就要經歷發炎來修復，膽固醇就被召來了（參見 69 頁）。膽固醇坐著 LDL 低密度脂蛋白的車子從肝臟駛出，趕到發炎處修補，在這個過程中，膽固醇也會受損，這

時受損的膽固醇就坐著 HDL 高密度脂蛋白回到肝臟去修補。就這樣,從肝臟出來的 LDL 被說成了「壞膽固醇」,回到肝臟的 HDL 變成了英雄,成了「好膽固醇」,結果,他們根本是同一個人。

大家怕膽固醇高,就沒有人敢吃油。但不吃油血糖不易平衡,每次血糖一掉下來,一定會抓變成糖的食物。血糖一高,血就變酸,酸血不停腐蝕血管壁。不吃油,脂肪酸不平衡,再加上胰島素因血糖不平衡而過量,消炎管道 PG1 走不完,直接轉成發炎管道 PG2,引起發炎不止。所以,被酸血腐蝕的血管壁就不停發炎,膽固醇不停被叫出來一層層地往上修補。

抗氧化物質不足的人,膽固醇容易被氧化,被氧化的膽固醇修補血管的品質就不高。如果吃的不是好油,都是餿掉的油,或是人工奶油,那麼這些低劣品質的膽固醇,也會把血管壁修得不平整。用低劣品質的膽固醇修血管壁,就像海沙屋一樣,牆壁最後都會斑剝脫落,脫落的組織流到血管狹小處堵塞血管或是引起血管爆裂。這就是心血管硬化的其中一種成因,膽固醇囤積。

最後血管壁被腐蝕過度,變得太薄了,膽固醇認為靠自己修補力量不夠,所以就把鈣叫出來,把鈣排成格子狀,再把自己填補上去。鈣比較硬,能夠較好地支撐住日益變薄的血管壁。日積月累這樣一層層地往上補,最後就變成了礦物化組織,堵住了血管。這便是心血管硬化的另一種成因,礦物化組織囤積。

其實心臟病突發,並不是都是心血管硬化引起的。有很多的心臟病突發,是礦物質嚴重失衡引起的。吃高糖飲食不但會造成礦物質鎂的流失,待細胞開始形成胰島素阻抗時,它也同時會阻礙礦物質在體內的利用,形成礦物質嚴重失衡。全身的肌肉收縮和放鬆,都是靠鈣與鎂合作才能觸發的,多以肌肉組織形成的心臟想要收縮跳動,也不例外。當鎂嚴重流失

時，鈣沒有合作的對象，肌肉一收縮就很難放鬆，可能引起抽筋。就像腳抽筋一樣，同樣的情形，也可能發生在心臟。因此，心臟病突發除了心血管硬化外，礦物質嚴重失衡其實是一個常常被忽略的病根。相同的病根，也可能引起心律不整。

●檢測病源

第一站消化。消化問題裡，屬膽堵塞和腸道益生菌失衡最能直接影響心臟。因為心臟最喜歡的能量是燃燒油脂而來的。除此之外，要製造出高品質的膽固醇原料來自於高品質的脂肪酸。沒有膽汁，就不能有效分解油脂，提供脂肪酸做為膽固醇的原料以提供血管壁修復的高品質原料，保護心血管的健康。不只如此，幾乎所有的礦物質都需要脂肪酸的協助，才能送進細胞內被利用。所以無法消化、分解油脂的人，即使大量吞食礦物質，卻多還是有肌肉方面的問題，由於礦物質調節肌肉的收縮和放鬆，而心臟，要屬我們體內最重要的一塊肌肉了。

除了膽，腸子與心血管健康也有很大的關連。腸道益生菌代謝在體內能最有效利用的維生素 B 群，維生素 B 群積極參與心臟的運作，因此，保護腸道菌種平衡，不濫用藥物與清潔物品傷害腸道益生菌，對心臟來說是很重要的。

胃酸也是不可或缺的。因為胃酸不足，礦物質消化和吸收都會出問題。礦物質不平衡，心肌的收縮和放鬆也會因此亂掉。胃酸不足，同時會使蛋白質消化不完全，吸收不到對心臟很重要的胺基酸，如肉鹼和牛磺酸。心臟很需要肉鹼，因為肉鹼的主要工作是運輸脂肪酸入粒線體，粒線體是細胞內的能量轉換中心，脂肪酸在那裡可以轉換成能量，脂肪酸產生的能量穩定且持久，是心臟最喜歡的能量。像腦和心臟這樣電子充電活躍（electrically active）的器官，則需要牛磺酸這樣的胺基酸去協調它們的細胞

膜,使得充電運作穩定。

　　由於肉鹼的工作是幫助脂肪酸轉換成能量,所以市面上常會把左旋肉鹼(L-carnitine)當作減肥聖品行銷,這是有它的道理的。但是,我認為平衡飲食就能夠幫助身體有效利用三大宏量營養素,身體自然會習慣燃燒油脂做能量,身材自然會平衡,不需要靠藥物介入,來促進這項體內機能。

　　第二站營養元素。心血管疾病在營養元素需求上分成兩大類型,一種人特別需要維生素 B1,另一種人特別需要維生素 B2。因為每人對營養元素需求的類型不同,所以會產生不同的心血管疾病後果。特別需要維生素 B1 的人,多會有低血壓,對糖情有獨鍾,常常沒有精神,也常常會生病。這類的人,比較容易形成鬱血性心衰竭(Congestive Heart Failure),這類心臟病的起因是由於心臟幫浦搏出血液的速度,無法達到身體進行代謝的需求量。也就是心肌失去彈性和力量。而特別需要維生素 B2 的人,跟上類人剛好相反,他們容易形成高血壓,對糖不見得有興趣,卻對酒精情有獨鍾,這類人精神特別好,很少生病。這樣的人,比較容易發展出心肌梗塞(Myocardial Infarction)的情況,也就是部份心肌迅速發生嚴重而持久的缺血、缺氧而導致的心肌壞死。換句話說,就是心臟這個幫浦突然停止工作(見表7)。

表7:不同類型心臟病需要的維生素B

天然的維生素 B1	天然的維生素 B2
鬱血性心衰竭(Congestive Heart Failure)	心肌梗塞(Myocardial Infarction)
低血壓	高血壓
很想吃會變成糖的東西	很想喝酒
沒精神	精神好
常生病	很少生病

但也有很多病患是兩類狀況都有，這說明了把人的症狀分類，只是方便傳播與學習，卻不見得對飲食需求能有準確的指示。其實大部份的人不會單缺維生素 B1 或是維生素 B2，通常是維生素 B 群整個匱乏，起因即是長期食用高碳水化合物飲食。會有這個結果，原因是維生素 B 群積極參與碳水化合物與糖原轉換成血糖的生化運作。由於多數無加工的原形食物中，都可以找到維生素 B 群（除了維生素 B12，見 182 頁），身體可以直接拿這些維生素 B 群去把碳水化合物轉換成血糖。但是，如果這個人吃的不是原形食物，而是大量的加工食品，在加工過程中維生素 B 群流失殆盡，待身體需要它來把碳水化合物或糖原轉換為血糖時，就只好調度體內儲存的維生素 B 群，因此這類人就常有維生素 B 匱乏症狀（見表8）。所以每一餐都注意把澱粉量壓低，是一個避免維生素 B 群匱乏很好的方法。

除了飲食平衡，確保多吃原形食物外，充足的水份對心臟的運作，也有極大的關連。水份與血液濃度有直接的關係，血液濃度會影響血液循環和心臟健康。

第三站檢測食物。食物的品質直接影響食物的營養價值，心臟是一個需要大量營養元素才能順利運作的器官，所以選擇高品質的食物是很重要的。在烹調方面，屬高湯對心臟來說最重要。高湯裡含有平衡的礦物質，再加上好吸收，可以幫助平衡體內礦物質，增進肌肉收縮，強化心肌。

表8：

維生素 B 匱乏症狀		
☐ 肌肉易疲倦	☐ 略微運動就全身痠	☐ 易被蚊蟲咬
☐ 肌肉失去彈性	☐ 脈搏低於 65	☐ 耳鳴
☐ 肌肉發麻	☐ 耳朵貼枕可聽到心跳	☐ 夜裡盜汗
☐ 嘴角破	☐ 長息肉	☐ 皮膚發癢

表9：維生素B1與B2的食物來源

維生素 B1	維生素 B2
鮪魚	納豆
葵花籽	羊奶
新鮮豌豆	蘑菇
蘆筍	優格
亞麻仁籽	菠菜

　　最後一站檢測生化特性。仔細觀察上述的維生素 B1 和 B2 可能會產生的症狀，有些人對維生素 B1 的需求特別高，有些人對維生素 B2 的需求特別高，可以照著症狀，調整飲食。以上分別是維生素 B1 和 B2 集中的原形食物，我選擇了澱粉量較少的供作參考（見表9）。

●食物調整策略

強化心臟要注意以下的飲食重點：

1. 選擇高品質膽固醇和油脂

　　高品質的膽固醇，才能確實做好修補血管的工作。最新的研究顯示，膽固醇太低的人，由於缺少體內自我修復的能力，所以反而對健康有害。在我門診中的觀察，一般沒有用藥物或低脂食物控制膽固醇量的人，血液中的膽固醇多落在二三〇到二八〇間。當身體在復原時，有時膽固醇會升高，有時會降低。通常開始食用好油後，總膽固醇都會有些升高，這是正常現象。我於門診中計算好、壞膽固醇是否在正常範圍內的方法如下：

好膽固醇（HDL）× 2 ＞ 壞膽固醇（LDL）

就是說 LDL 應該落在小於 HDL×2 的數值內。例如，我的 HDL 是 100，100×2 = 200，我的 LDL 應在 200 以內。我上次驗血時的 LDL 是 130，200 大於 130，所以它是落在正常的範圍內。

2. 增加抗氧化物質

遇到空氣依舊不會變色的食物中含有大量的抗氧化物質。如藍莓、蔓越莓、桑椹、草莓等。除此之外天然的油脂內也都含有維生素 E，是有效的抗氧化物質。所以高品質的奶油就算暴露在空氣中，也不會變色。人工的油脂萃取過程中，已讓油餿掉，天然的維生素 E 已經流失，所以很容易被空氣氧化，對心血管的傷害最大。

記得普林代謝後形成尿酸，而尿酸是血液中最重要的抗氧化物質嗎？所以吃高普林食品，也能保護心血管。普林最豐富的食物就是肉類，尤其以動物內臟最優。

3. 少吃會變成糖的食物

血糖震盪一大，便形成胰島素阻抗。胰島素阻抗時，PG1 消炎管道走不完，便直接跳到 PG2 發炎管道，造成長期發炎。如果血管不停發炎，膽固醇就不停被叫到傷處修補，久了便造成囤積。這就是為什麼一個澱粉過量、水果過量的人，雖然可能從來不碰油脂，但是三酸甘油脂指數卻高得不得了。三酸甘油脂的指數就是血管發炎的指標。這也是為什麼吃好油的人，有時雖然總膽固醇升高，但是好、壞膽固醇的比例卻愈來愈接近，同時三酸甘油脂的指數也開始降低。吃好油，不但能有效平衡血糖，降低胰島素阻抗，加速痊癒過程。它同時也能降低我們對澱粉的依賴，讓血液不易變酸腐蝕血管壁，降低膽固醇和礦物質在血管壁內的囤積。

胰島素阻抗時除了引起長期發炎外，礦物質的吸收也不易。礦物質一失衡，心肌的收縮就會受阻，造成心血管疾病。

4. 補充維生素 B

一般市面上賣的維生素 B 不好吸收，此外它的吸收需要許多輔助營養元素，所以最好的維生素 B 保健品是啤酒酵母菌（brewer's yeast / nutritional yeast）。它與烘焙類的酵母不同的是，這類酵母是死酵母，但含有豐富的天然維生素 B 群（維生素 B12 除外，B12 只能從肉類攝取得到）。

許多營養師不建議有真菌感染的人食用此種保健品，但我認為它比市售的人工錠狀維生素 B 要有效許多。而且，菌種不平衡不是因為從食物中攝取過多的酵母形成的，而是飲食中會變成糖的食物攝取量太大造成的。酵母這類菌原本就存於體內，如果它的主食─糖份─過高，那它的數量就會失控，因此許多人稱它為投機份子（opportunist）類的菌種，也就是給它它喜歡的環境，它才能作亂。所以與其要真菌感染的人不吃啤酒酵母，不如少吃糖。保健品本就是用於暫時減緩症狀，或加速體內運作從惡性循環導向良性循環的過程。所以，我要特別提醒，飲食不均衡，卻想靠這樣的保健品取得健康，其實是白費力氣與金錢的。

高血壓

高血壓的病因常見的有二，第一個是身體處於緊急狀況，第二個是體重過重。

前面描述過，當我們的身體處於緊急狀況時，會有以下幾種反應：

心跳開始加速、血管收縮、血液離開大腦和器官進入肌肉、聽力暫停、形成管狀視力。

如果在我們遇到緊急狀況時，去量上述「血管收縮」的壓力，就可以測出高血壓。所以，任何會讓我們的身體進入緊急狀況的因素，都可以挑起高血壓，諸如：

1. 脫水

2. 血糖掉到谷底

3. 睡眠不足

4. 發炎不止

5. 現代老虎出現

在這些因素中，必須特別說明的是脫水與血壓的關係，因為這是血壓升高最普遍的原因，也是最容易被忽略的。

九一‧五％的血其實是水，脫水就等於是缺血。血在密閉的血管裡高速運行，血量突然下降，為了讓它繼續運行，心臟這個幫浦就必須比平常更加努力。缺血是攸關生死的事，既然與生死有關，身體就此進入緊急狀況。由於血量與血壓是腎臟掌控的，所以，這時它就會把腎素—血管收縮素系統（renin-angiotensin-aldosterone pathway）打開。在這系統中血管收縮素 II（angiotensin II）便開始收縮血管。要求血管收縮，是為了要把血量下降時失去的容量空間補回來。這個時候量到這個收縮的壓力，就是高血壓（見圖5）。

當血管裡缺水，也就是缺血時，血管就要盡速從自由水那裡調度水份。它是靠著礦物質鈉吸引自由水進入血管內的（見 58 頁）。缺水時醛固酮（aldosterone）荷爾蒙下的指令，就是不讓鈉從尿裡排出體外，開始保鈉。鈉，就是鹽。所以，如果一個人因脫水而造成血壓升高，那時去驗血，就會發現血液裡的鈉含量很高。醫界可能就下了一個結論：「吃鹽會

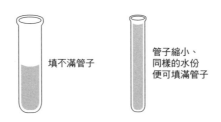

填不滿管子

管子縮小、
同樣的水份
便可填滿管子

圖5：身體脫水血管就必須收縮

得高血壓」。這，真是個本末倒置的結論，又是把救火的人當放火的人在對待。這時，醫生會讓你吃降高血壓的藥，多數的血壓藥是很強的利尿劑。利尿劑會讓水份迅速排出體外，當水份快速離開血管時，在血管壁上的壓力就減少了，好像氣球放了氣就不再繃得那麼緊一樣。這不但沒有修正脫水的病根，還讓它更加嚴重。所以，利尿劑吃了一陣子後，身體還是會想辦法把血管收縮得更緊，以因應更嚴重的脫水。這時再去量血壓，血壓就升得更高了。醫生就會再給你加藥。所以如果脫水的病根不解除，高血壓藥就會愈加愈重，吃一輩子。

體重如果太重，也會直接影響血壓，因為只要身體多長〇‧四五公斤，就要多長六四四公里的血管。血管愈長，心臟這個幫浦就需要更用力擠壓，血壓自然就上升了。

●檢測病源

第一站消化。消化問題裡，屬胃酸不足和膽堵塞最容易造成高血壓。原因是，胃酸要夠才能消化和吸收礦物質，礦物質不平衡時，肌肉的收縮和放鬆都會有困難，而血管壁也是肌肉組織，需要平衡的礦物質才能有效運作。並且會變成糖的食物吃多了，鎂流失得較快，鎂是跟著鈣一起合作放鬆肌肉的。如果鎂不足，肌肉不能放鬆，血管收縮後很難放鬆，就易造成高血壓。膽如果堵塞，油脂的吸收就會出問題，脂肪酸的功能之一，就是攜帶礦物質進入組織內被利用。所以脂肪酸不平衡，會造成礦物質無法被組織有效利用，血管壁也會因此而無法放鬆。

在這裡，過敏和真菌感染也常會引起發炎反應，就像前面所述，發炎也會引起高血壓。

如果有這些問題，依「吃的習慣」清單，逐一改善消化系統。

第二站營養元素。針對高血壓在營養元素中有兩項改善的重點：

1. 水份攝取量一定要充足。多數時候，只要這個病根能夠完全移除，高血壓就可不藥而癒了。

2. 其他營養元素的攝取種類和攝取量一定要平衡，用以平衡血糖和脂肪酸，去除「血糖失衡」及「脂肪酸失衡」的病根。因為如果血糖不平衡，當血糖掉下來時一定是掉進谷底，引起緊急狀況，身體會有收縮血管的反應，引起高血壓。脂肪酸不平衡時，常引起全身性發炎，並且發炎不止，一樣會引起緊急狀況和高血壓。

再下站食物。催芽、浸泡等正確烹調方法，能有效去除植酸，使得礦物質不會跟著植酸流失於體外，確保體內礦物質平衡。另外，用好鹽也是能夠平衡礦物質的重要因素。礦物質平衡，能讓血管壁適時放鬆，讓血壓降低。長期食用發酵食品，可確保腸菌平衡，不易有真菌感染或過敏反應，減少發炎，不會引起緊急狀況，造成高血壓。

最後一站檢測自己的生化特性。如果傳統飲食裡鹽的含量較高，多是因為地域性的氣候較炎熱，身體需要保水。這時不要忘記水也要喝得夠多，確保自由水能被鈉調度。

●食物調整策略

儘量減少身體進入緊急狀況的頻率，避免引發高血壓（請參見 224 頁表 6）。

由於現代飲食中，會變成糖的食物充斥，所以我們的礦物質鎂很容易流失。因此，可以藉由鎂含量豐富的食物來補鎂，如芹菜、菠菜、南瓜籽、小魚乾。

如果因過重而使得血壓居高不下，請參見 237 頁體重過重一節。

此外，血壓太低跟血壓太高一樣危險。我的門診經驗是，血壓太低的人，通常腎上腺都是快燒掉了，快燒掉的腎上腺，即使面臨緊急狀況，壓

力荷爾蒙卻還是製造不足，沒有壓力荷爾蒙，就無法進入搏鬥或逃跑的狀態，血壓不會升高。腎上腺太累提不起血糖，這時血糖多滯留在平衡線下，所以這樣的人多有低血糖。由於血糖在平衡線下，形成脂肪燃燒不斷，因此血壓偏低的人，通常不胖。就如胰臟先燒掉的人多是血壓偏高，多有高血糖，血糖盤旋在平衡線上，脂肪不易燃燒，因此通常腰和臀易囤積脂肪，常有過重問題。

所以，血壓過低的人最重要的治療策略，是讓腎上腺休息恢復。能夠最快讓腎上腺休息恢復的方法，就是消除緊急狀況。

體重過重

過重最大的原因，是因為在生理化學反應中，身體所儲存的脂肪大於身體燃燒的脂肪。

脂肪會儲存，與血糖所處的位置有最直接的關係。當我們的血糖在平衡線以上時，胰島素除了降低血糖外，它的另一個工作便是儲存脂肪。血糖在平衡線以下時，高血糖素除了提升血糖外，它的另一個工作就是燃燒脂肪。如果這個人的血糖是平衡的，他的血糖就只會微微地在平衡線上下小幅震盪。那麼儲存脂肪、燃燒脂肪就會交替著來，儲存脂肪量等於燃燒脂肪量，身材就會長得跟血糖線一樣平衡。他不需要靠運動去雕塑身材就已經纖合度，最佳的身形身體自己會掌握。

就像前面糖尿病與低血糖症狀時所述，當血糖長期震盪不止，胰臟和腎上腺就會有很大的損傷。這時，血糖所處的位置，端看胰臟或腎上腺那一個先燒掉。如果胰臟先燒掉，那血糖大部份的時間，都會處於平衡線以上。也就是說，儲存脂肪量遠遠大於燃燒脂肪量，形成過重問題。

還有，當血糖大力震盪過久後腎上腺受損，它的下游甲狀腺也一樣會受損。如果甲狀腺受損情況已進入第二或第三階段，那麼甲狀腺就常常會

處於機能減退的狀態。甲狀腺機能減退時，新陳代謝就會變得很慢。新陳代謝一慢，脂肪就不燃燒，這個人就瘦不下來。

壓力過大過久也容易造成肥胖。當面對壓力過大且過久時壓力荷爾蒙就會不停地在血液裡循環，過多壓力荷爾蒙也會造成胰島素阻抗。胰島素阻抗一來，血糖就要失衡。如果在這個過程中是胰臟先燒掉，那麼血糖就會停留在平衡線上方，使得脂肪不停儲存。所以，當壓力荷爾蒙過多且循環血液過久時，也會造成過重（見圖6）。壓力荷爾蒙過多，通常是緊急狀況引起的（見 217 頁）。

其實，如果我們以為脂肪只是單單用於提供能量，沒有自主能力，那也是個錯誤。我們對脂肪組織（adipose tissue）的認識，還只在幼稚園階段。近期由於我們發現脂肪組織其實是能夠生產荷爾蒙的，所以現在把它歸類到內分泌系統內。一個很好的例子就是瘦體素（leptin），這個荷爾蒙

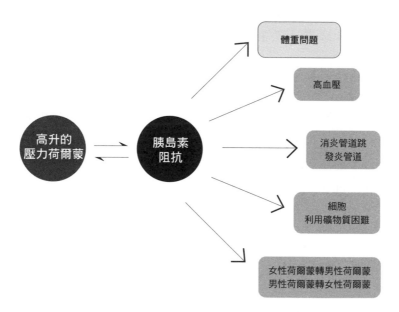

圖6：高升的壓力荷爾蒙引發的各種問題

能夠主導能量的攝取與利用，同時能影響食慾與新陳代謝，而它，就是脂肪組織製造生產的。這是為什麼，單把脂肪看做眼中釘，想盡辦法把它用各種手段減掉，其實是很危險的。因此減肥 YOYO 族，最後的宿命就是內分泌嚴重失調。

●檢測病源

第一站檢測消化。如果你有肝和膽的消化問題，也容易肥胖。在消化裡肝膽與脂肪儲存的關係最密切。膽如果堵塞，製造膽汁的肝就塞住了。肝一堵塞，分解體內毒素的功能就要大大降低。當肝臟因為功能降低來不及分解毒素，就會把毒素儲存起來，避免它在血液裡運行，影響生化機能。很多毒素都是脂溶性的，所以很適合把它們儲存在脂肪內。這就是為什麼在肝臟功能恢復前，脂肪是不太可能被釋放的。要等肝臟功能恢復後，存在脂肪內的毒素先被分解、排出後，脂肪才有可能被身體釋放。

當肝臟把毒素從脂肪內拿出來分解後，這些分解過後的毒素就要先進膽汁，後進入糞便，再藉由糞便排出體外。所以排便不暢通，毒素還是排不出去，毒素出不去回到血液，再次被儲存進脂肪，脂肪依舊無法被釋放。

如果有消化症狀，逐一照「吃的習慣」清單改善。

接下來檢測營養元素。在這裡最常出問題的就是澱粉量過大，或是水果吃太多。大家都喜歡拿水果來減肥，但是，水果很甜，不隨平衡的餐吃，很容易過度震盪血糖。如果，血糖震盪過久是把胰臟先燒掉，反而會愈減愈肥。

最好平衡血糖的方法，就是營養攝取種類和量都平衡。

第三站檢測食物。食物品質和烹調直接影響食物的營養，而體重要平衡就一定要先讓生理化學平衡，它靠的就是高度營養的食物。這是為什麼

高品質的油脂，對體重的維持，比低品質的要來得有效得多。

　　第四站生化特性。造成過重的生化特性因素中，最常出問題的就是種族背景。許多亞洲人並不適合吃奶製品，吃得過多消化系統整個受損，造成體重問題。

　　當所有的清單都已確認修正，生理化學就應已達到平衡，這時，人的體重自然就會平衡，身形自然健美。

●食物調整策略

第一步：血糖控制飲食

　　胰臟先燒掉會讓震盪的血糖滯留在平衡線上方，滯留在平衡線以上的血糖會不停儲存脂肪，所以想瘦下來，最重要的是就是平衡血糖好讓胰臟休息。因此血糖控制飲食是非常有效的第一步。血糖控制飲食最大的好處不只是平衡血糖、讓胰臟休息，它同時也能讓肝臟取得迫切需要的靜養。肝臟功能恢復後，才能開始分解毒素、釋放脂肪（血糖控制飲食請參考第206頁）（三大調整血糖器官部份見208頁）。

第二步：吃八分飽、適度運動

　　當血糖取得平衡後，有兩個方法可以重新啟動新陳代謝，一個是每餐吃八分飽，另一個是適度的運動。

　　吃八分飽：進低於出。用飲食控制，讓吃的量稍稍低於所需卡路里。

　　適度運動：出高於進。用活動量控制，讓燃燒的卡路里高於吃進的卡路里（見表10）。

　　我再三要提醒的是，這第二步一定要走在第一步之後，也就是要平衡血糖後，才可以吃八分飽和適度運動。如果你的血糖還沒有平衡，胰臟還沒有復原，你就隨便餓自己，或是大量瘋狂地運動，就會有嚴重的後果。

　　餓自己的下場是這樣的。不吃，一開始是注定要瘦。血糖因沒有進

表10：血糖平衡後控制體重的方式

每餐八分飽	血糖平衡後比較不怕餓，吃東西不容易狼吞虎嚥。所以，當吃到快飽但還沒有完全飽時，我們會有感覺。那時就可以適時停止進食。不細嚼慢嚥的人是找不到自己的八分飽在那裡的。吃八分飽，不但能有效重新啟動新陳代謝，還可以不讓消化系統過度負擔，是健康、長壽的秘訣。 我不建議使用算卡路里的方式找自己的八分飽，因為卡路里無法代表食物的品質，一百卡路里的天然奶油和一百卡路里的洋芋片，在體內對生化的影響，有著天壤之別的差異，也因此會帶給你完全不同的減重結果。
適度運動	最適合減重的運動，是快慢交替的運動。比如快跑30秒到1分鐘，再慢走讓心跳恢復平穩。重複15-20分鐘即可。或是，跳繩50-100下，再慢走至心跳恢復平穩。重複15-20分鐘即可。或者你可以把以上的運動，交替著做，跳繩後慢走，快跑後，再慢走。如果你可以游泳，那麼慢慢游30分鐘也可以。選一項你享受的運動，要不然不易持久。

食，被強迫壓在平衡線以下。血糖在平衡線以下時，都是燃燒脂肪的，所以一定會瘦。

可是，不吃或吃得太少，血糖總是在谷底盤旋會觸動生存機制。只要是跟身體相關，面對生存時，我們不管多堅強，都一定要低頭。所以，我們不可能永遠不吃。如果一開始恢復進食，就又是不平衡的飲食，血糖又開始大力震盪。這時血糖就會盪回平衡線上方。血糖一進入平衡線上方，就要儲存脂肪，但這次脂肪的儲存量就會比以往更大，也絕對會大於燃燒量。

身體儲存脂肪的量比以往大得多，就如前述，是有原因的（見 41 頁）。你餓自己，身體以為你經歷饑荒。所以，後來只要有食物，就立刻會儲存成脂肪備用，這次，要比以前都儲存得更多。這是為什麼有人會形容自己吸空氣都會胖。所以，想減重，就不要餓自己，相反地，你要說服

身體你是一個有能力的獵人，打得到肉也吃得到油。至於瘋狂運動，一次的運動量過大且過久時，身體會以為你遇到猛獸，就會釋放壓力荷爾蒙。就像前述，壓力荷爾蒙過多時也會造成體內脂肪的儲存。所以很多人大量運動，愈動反而愈胖。

如果一個人必須靠著不停運動才能保持身材，那麼這個人一定還是吃得不平衡。只要他一停止運動一定會復胖，而且會比以前更胖。所以我說，要減肥，進健身房不如進廚房。

由此可知，想要平衡的身材，就不可以過度限制卡路里量的攝取，也不可以過度運動。我們應該要專注的是，卡路里的品質和運動的方式。但是，這一切的先決條件，就是平衡的血糖。

當血糖平衡後，身體就從習慣燒糖改成習慣燒油。當身體習慣燒糖時，不進食的時候燒的是第二容易轉換成糖的蛋白質。當身體習慣燒油時，不進食時燒的則是油脂。所以，當血糖平衡時，真的是睡覺也能瘦。

體重過輕

過輕最大的原因，是因為在生理化學反應中，身體燃燒的脂肪大於身體儲存的脂肪。會形成這種情況的生化運作，正好和高血糖和過重的症狀相反，是腎上腺疲勞的程度大於胰臟，造成血糖過低滯留於血糖平衡線以下。

受損的腎上腺在內分泌系統內影響甲狀腺功能，如果甲狀腺受損情況停留在第一階段，那麼甲狀腺就常常會處於亢進的狀態。甲狀腺亢進時，新陳代謝就會變得太快。新陳代謝一快，脂肪就不停地燃燒，這個人就胖不起來。

當壓力過大且過久時，壓力荷爾蒙就會不停地在血液裡循環，過多壓力荷爾蒙會促使胰島素形成阻抗。胰島素阻抗一來，血糖就要失衡。就如

前述，這時如果腎上腺先燒掉，那麼血糖就會停留在平衡線下方，不停讓脂肪燃燒。所以面對壓力時，有些人會胖，但是有些人卻會瘦，什麼人會有什麼體重反應，端看胰臟受傷比較深，還是腎上腺受傷比較深。

●檢測病源

第一站是消化。在消化的症狀裡，要特別注意胃酸。胃酸不足易造成寄生蟲寄生消化道。如果體內有寄生蟲，你吃什麼它就吃什麼，人常常會吃不胖。所以長不胖的人，應先確定自己沒有寄生蟲寄生。要預防寄生蟲，最好的方法就是加強胃酸。

如果有消化症狀，逐一照「吃的習慣」的清單改善。

第二站是營養元素。在這裡最常出問題的就是澱粉量過大，或是水果吃太多。水果很容易過度震盪血糖。如果，血糖震盪過久把腎上腺先燒掉了，就會愈吃愈瘦。最好平衡血糖的方法，就是營養攝取的種類和量都平衡。

第三站檢測食物。一旦開始用食物調整健康，食物的品質和烹調是最能直接影響食物的營養的，而體重要平衡，就一定要先讓生理化學平衡，它靠的就是高度營養的食物。

第四站生化特性。參見體重過重的生化特性檢測。

●食物調整策略

胖不起來跟瘦不下來的病因差不多，只是一個是胰臟先燒掉，一個是腎上腺先燒掉。因此，胖不起來的治療策略跟過重很像，第一要務就是平衡血糖（請參照 206 頁的血糖控制飲食）。接下來，就是要讓腎上腺的負擔減輕，那就要儘量消除緊急狀況（請參照 224 頁的消除緊急狀況表）。

骨質疏鬆

我門診病患的女性不少人有骨質疏鬆的問題，尤其是那些高糖飲食，或常減肥，不吃油脂的人。骨質疏鬆跟心血管疾病一樣可怕，因為人看不見自己的骨頭是不是空的，什麼時候受到什麼撞擊不知道它會不會斷裂，所以只好猛吞鈣片以求心安。

其實，如果一個人相信身體是懂得應變的，就會對骨質疏鬆的起因好奇，他會問：「骨頭裡的鈣為什麼會流失呢？」。因為問題是這麼問，就會發現，我們骨頭裡的鈣，是為了平衡血液酸鹼才儲存備用的。骨頭有自我重建的機制，就是所謂骨頭重建過程。當血液變酸時，身體便指示骨頭進入蝕骨過程，鈣因此被釋回血液當中。鈣是鹼性的，進入酸血後就把酸中和掉，讓血液回到正常酸鹼度，這樣生理化學能正常運作，血管壁也不會被侵蝕。當鈣的量在血液裡過高時，身體就指示骨頭進入成骨過程，把過多的鈣放回骨頭裡。這樣的過程不但能平衡血液酸鹼，還能讓骨頭常保年輕（參見 61 頁）。

如果一個人總是吃會消化成糖的食物，讓血液不斷變酸，那蝕骨過程就不斷，鈣質就從骨頭裡大量流失，由於流失迅速，因此，成骨過程來不及把鈣補回去。身體知道這對骨頭不好，但是比起讓酸血繼續腐蝕血管壁，讓血管壁變薄、血管可能爆裂來說，後面的危害較大。在生存的前提下，身體做了不斷進行蝕骨過程的決定，以因應血液變酸的環境。所以，要根本解決骨質疏鬆的問題，就是減少會變成糖的飲食。

可是，如果用不同的角度看身體，這種時候就可能會覺得身體是有瑕疵的，因此鈣質會從骨頭裡流失一定是身體犯錯。這個人就會問：「我該如何修正身體犯的錯？」因為是這樣問，所以答案也很清楚。既然骨頭流失的是鈣，那補鈣就好了。但因為酸血的問題並沒有修正，所以鈣質的流

失並不會停止。這時，服用停止蝕骨過程的藥物看起來就很適合。蝕骨過程停止，鈣就不會再從骨頭裡流失了。我有許多病患，長年服用停止蝕骨過程的藥，骨頭無法重建，所以老化變形，甚至壞死，他們不是背駝得很厲害，就是牙齦內常有死骨塊引起發炎。那些大量補鈣的病患，也常因成骨過程的輔助因素沒有先照顧，所以鈣到處累積，造成骨刺、腳趾變形及結石等問題。

其實，我最害怕的一個問題是病患身體不會外顯的，那就是鈣出不來，變酸的血無法被中和。因此，停止酸血腐蝕血管壁的機制就削減了。這樣的人，只能靠膽固醇修補來防止血管壁日益變薄及日後破裂的危險。但問題就出在，這樣的病患當初都是因為害怕吃天然的油脂，先是脂肪酸失衡，形成了礦物質失衡的病根，才會有骨質疏鬆。因此，這樣的人通常都不吃油，沒有油，就沒有高品質的膽固醇，也就沒有原料修補血管壁。如果再加上降膽固醇的藥物，那麼預防血管被侵蝕的機制，與被侵蝕後修補的機制，至此就都停擺了。

骨質疏鬆還有一個原因是大家比較不熟悉的，就是骨頭裡的蛋白質不足。骨頭裡的蛋白質會不保，與病根「血糖失衡」有最大的關連。白天血糖大力震盪掉到谷底時，腎上腺第一步會在肌肉或其他組織裡搜到糖原，轉成血糖，即時把血糖提起來。如果腎上腺太過疲勞，或糖原已耗盡時，身體還可以指使我們去找會變成糖的東西來吃，我們可以靠著吃這些食物，把血糖提起來。但到了夜裡，血糖掉下來時，如果儲備的糖原已用盡，而這時候又因為睡覺沒有進食，習慣燒糖而不習慣燒油的身體，就會指使腎上腺把第二容易轉換成糖的蛋白質從骨頭和肌肉裡調出來轉成糖去燒。骨頭沒有了蛋白質，便失去了韌性與彈性，剩下來堅硬的鈣便一壓就碎。

●檢測病源

第一站檢查消化。礦物質沒有胃酸就無法分解和吸收，所以胃酸不足的人，大多礦物質不平衡。礦物質不平衡時，骨頭重建過程就會大大受到影響，骨骼健康就不保。這就是生理化學影響身體架構最好的例子。同樣的，膽堵塞也會對骨頭造成威脅，因為沒有膽汁就不能分解油脂。礦物質得靠著脂肪酸才能跨越組織被有效利用。

如果不先解決消化問題或是修正輔助因素不足（見 60 頁）的問題，逕自吞鈣片，鈣可能無法被吸收，如果被吸收，也可能無法被組織利用。不平衡的情況下成骨過程就受影響，鈣回不了骨頭，就到處亂囤積，形成鈣化、結石、骨刺等症狀。

第二站檢測營養元素。營養元素油脂如果攝取種類和量不足，就會造成病根「脂肪酸失衡」。脂肪酸一不平衡，礦物質就無法被組織利用。

澱粉和水果攝取如果過量，血糖就會被大力震盪，形成胰島素阻抗。胰島素阻抗時會引起全身性發炎，或礦物質吸收不良的問題。當全身開始發炎，關節、肌肉就會疼痛。礦物質吸收不良，會直接影響骨頭重建的原料來源，骨骼很難長得好。

水同樣是讓礦物質跨越組織被有效利用的功臣。不喝水的人，如果礦物質過多就排不出去，礦物質會在各處囤積，形成鈣化、結石、骨刺等症狀。

下一站檢測食物。我們攝取有植酸的豆類、穀類時，如果沒有先經浸泡、催芽，或是發酵等正確的烹調方式，植酸很容易就跟我們體內的礦物質結合，流出體外。所以，正確地食用這些食物，對骨骼健康是很重要的。

高湯是補骨聖品，但前提是這個人一定要吃好油和喝夠多的水。好鹽也是平衡攝取礦物質一個非常好的管道。

下一站檢測生化特性。種族背景在這裡特別重要。很多中國人因為害怕骨質疏鬆，為了補鈣而大量喝牛奶，但是其實很多人對牛奶過敏得很厲害，這些人喝牛奶反而會損傷腸道，引起發炎。不只如此，也有些人是用牛奶裡鹼性的鈣質來中和胃酸。長久下來，胃酸被中和掉了，礦物質反而無法有效吸收。所以，對牛奶過敏的人，不建議喝牛奶預防骨質疏鬆。

除了飲食，日照也是一定要考量的因素。太陽是我們製造維生素 D 最可靠的方法。維生素 D 與副甲狀腺荷爾蒙合作，完成骨頭重建過程。膚色愈深的人，保護色愈多，就需要愈多的日曬。現在大家常遠離家園，定居異國。如果你生長於離赤道較近的地方，卻遠居於離赤道較遠的地方，那麼你所需的日照時間，就會比在家鄉時要多許多，要不然很容易造成維生素 D 不足。

健康諮商室

人體的物理與化學環境互相影響的案例

人體的物理環境與化學環境不是獨立存在的，它們是相互影響的。例如腎上腺是掌管韌帶的腺體，它一疲倦，各處韌帶就開始不是過鬆、就是過緊。韌帶不把骨頭固定在它該待的位置，各處的關節就會開始疼痛。這是一個化學影響物理的例子。但其實物理條件也能夠影響化學。比如一個人的牙不健康，咀嚼出了問題，因此把消化系統拖垮，體內的生化原料就全數不足，引起各種症狀。這就是物理影響化學的例子。所以在擬定治療策略時，如果主要病源是物理條件在左右的，那麼，改善物理機制，才是當務之急。如果消化問題的產生不是食物造成的，而是牙齒的位置不利咀嚼，那麼要先把物理問題解決後，才著手改善化學環境。也就是，把牙弄好了再來調整飲食，才可能改善健康。

表11：補充礦物質輔助因素的方法

礦物質輔助因素	補充方法
平衡血糖	參見206頁的血糖控制飲食
平衡脂肪酸	平衡攝取各種植物油和高品質的動物性油脂。不穩定的植物油最好從堅果中直接攝取。
充足的水份	每日達量
平衡礦物質	每星期至少 喝二至三次高湯
多曬太陽	太陽轉換維生素D的能力及緯度與在一天中的時間有關。靠赤道近的地方，太陽轉換能力強。一天中，人的影子愈短，那時太陽轉換維生素D的能力就愈大。如果長時間曝曬於太陽下，依舊要注意不要曬傷及多補水。好的防曬油，亂七八糟的成份如可吸收進入血液的致癌物苯甲酮（benzophenone）不多，但不會進入血液又高效遮陽的氧化鋅（zinc oxide）成份卻很高。

●食物調整策略

由於礦物質在體內的利用取決於它的輔助因素（見 60 頁），所以治療重點便應以扶正或補充這些輔助因素為主（見表11）。

睡眠問題

統計顯示，在美國有七〇％的人睡眠不足。台灣好不到那裡去，只要晚上去夜市看一看就會知道。說到底，睡眠跟病根「血糖失衡」有絕對的關係。

一般晚睡、睡眠品質不良、入睡困難的人，腎上腺都已非常地疲倦，進入枯竭階段。另一個病因是缺乏蛋白質，因為入睡腦部化學的原料是靠胺基酸生產的。

血糖不平衡：一個血糖平衡的人從晚上睡覺到起床之間，雖然沒有吃東西，但是因為前面血糖震盪不大，所以血糖是慢慢往下掉的，一直要到

早上才會掉到谷底，這時腎上腺出現，壓力荷爾蒙釋放。壓力荷爾蒙一出來，人自然就會清醒，而且起來時精神飽滿。所以，一天裡腎上腺調節血糖的時刻應該僅此一次（見圖7）。

　　正常情況下，人的壓力荷爾蒙應該是一起床時最多，之後緩慢下降，到睡覺時最少，所以太陽下山三小時之後，這個人應該會很睏很想睡覺，頭一沾枕就昏過去了。

　　可是，現代的飲食不均衡，大家整日吃的東西都大力震盪血糖。由於上去得快，所以掉下來的也快。夜裡原本應該睡覺了，可是那時不是血糖太高太興奮（sugar high），就是剛剛血糖已經掉到谷底過，腎上腺已經出來調節，壓力荷爾蒙正在體內循環。壓力荷爾蒙一出現，身體就準備好要搏鬥或逃跑了，那裡睡得著？

　　如果好不容易睡著，到了半夜血糖下降速度又太快掉到谷底，腎上腺再出來調節血糖，壓力荷爾蒙一出來人就會醒來。由於壓力荷爾蒙已經出來了，所以要再入睡就很困難。有的人這個時候會再去吃一點東西，卻又是抓沒有油沒有蛋白質的食物。一塊麵包、一點水果、一塊餅乾，我還見

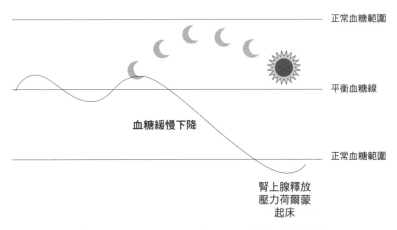

圖7：血糖平衡的人夜間血糖下降的速度緩慢

過有人抓甜甜圈。血糖再次快速上升，接著急速下降。就這樣一夜折騰，睡眠很淺、品質很差，早上也起不來，即使起來了也沒有什麼精神。因為腎上腺整夜不但沒休息，而且被上上下下的血糖整慘了，所以，不來一杯咖啡踢它一腳，是醒不過來的。就這樣，周而復始，最後沒有安眠藥就睡不著。嚴重的，就算有安眠藥也睡不著了（見圖8）。

缺乏蛋白質：除了血糖之外，睡眠還與蛋白質的攝取和吸收有很大的關係。因為讓我們入睡的神經傳導物質褪黑激素的原料是蛋白質的最小單位胺基酸製造的。所以，消化系統不好的人，由於蛋白質消化有困難，很容易就有睡眠問題。此外，褪黑激素在體內的含量是隨著陽光變化的。日正當中時褪黑激素的含量應最少，太陽下山三小時後，褪黑激素的量應最多。我們人類對於光線的感應是來自於松果體，這個腺體位於兩眉之間，所以這個內分泌腺體也稱第三隻眼。住在城市的人很容易有睡眠問題。因為白天大太陽時大家都躲在屋子裡，沒有人曬太陽。晚上黑暗應該來臨，但整城卻是燈火通明。每家每戶的房間裡都是一大堆電器，而且現在電器上都還有會發光的螢幕，夜裡即使拉上窗簾房間裡還是亮亮的。這讓松果體都弄糊塗了，不知道什麼時候該讓褪黑激素多？什麼時候該讓褪黑激素少。

●檢測病源

第一站檢測消化。製造褪黑激素的胺基酸是色氨酸，它屬於必需胺基酸，也就是說，這個胺基酸我們體內無法合成，只能靠飲食取得。這是為什麼在這一站裡，最需要注意的是胃酸不足的問題。胃酸不足無法有效分解、消化蛋白質。如果蛋白質無法分解至小分子的胺基酸，褪黑激素也會製造不足，就無法順利入睡。

第二站檢測營養元素。營養元素攝取不平衡，血糖容易大力震盪讓腎

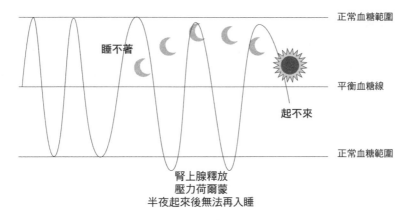

睡不著

正常血糖範圍

平衡血糖線

起不來

正常血糖範圍

腎上腺釋放
壓力荷爾蒙
半夜起來後無法再入睡

圖8：一整夜上下震盪的血糖讓壓力荷爾蒙過早出現

上腺疲倦，影響睡眠。所以蛋白質和油脂的攝取量，一定要餐餐都足夠，才能夠支持血糖。血糖平穩，才不需要餐後不斷地把腎上腺調出來調整血糖。

　　我的病患裡，吃素的人比較會有睡眠問題。主要原因是素食裡不含全面蛋白質，所以必需胺基酸如色氨酸等的攝取量常常不足，褪黑激素製造有困難。褪黑激素不足，入睡就困難。所以吃素的人在蛋白質攝取種類的配置與攝取量方面，都要特別注意。

　　第三站檢測食物。這一站裡特別要注意浸泡、發芽和發酵等烹調方法，以有效去除植酸。礦物質失調時，如果肌肉缺鎂，就很難放鬆入睡。

　　最後一站檢測生化特性。這裡我最常見的問題是蛋白質的來源不符合生化特性。中國人也常拿奶製品當作蛋白質的主要來源，我們的消化道多沒有分解奶製品的全面配備，所以，從奶類裡取用蛋白質常常不只蛋白質取用不足，而且還會破壞消化道的運作，導致吃其他的蛋白質也無法消化、吸收。

●食物調整策略

既然睡眠與腎上腺的健康有直接的關係，那麼治療的主要目的就是讓腎上腺休息。要讓腎上腺好好休息，就要盡力消除身體的緊急狀況（請參照 224 頁）。

除此之外，攝取足量的色氨酸和注意消化系統的健康，也是要務。

最後就是要有足夠的日照，日照方式請參照礦物質輔助因素中的「多曬太陽」（見 62 頁）。居住在城市裡的人一定要確保入夜後睡覺時房間裡保持黑暗。如果你白天的工作見不著太陽，可以購買全面光譜的光療產品（full spectrum light therapy）放在辦公桌旁。

心理疾病的食物調整方式

精神疾病

我在研究所念心理時，經常會用到《精神疾病診斷及統計手冊》（DSM IV, Diagnostic and Statistical Manual of Mental Disorders）。這本書在九百四十三頁裡記錄了近三百種精神疾病，現在精神疾病的分類，已經多到在美國的學校裡除了心理諮商師（School Counselor）外，每校還要配上一名學校心理疾病檢測師（School Psychologist），他們的工作，便是學習各種心理檢測工具，為學生指認這近三百種精神疾病。

我有位教授說的與事實最接近，她說：「這三百種疾病說到底，其實就只有一個病，那就是這個人心裡被卡住了（stuck）。」她說的卡住了，就是我後來學的「生理化學的不平衡」。跟其他的器官運作一樣，我們的腦部化學也是以營養元素為原料。水、蛋白質、油脂、碳水化合物、礦物質、維生素，一樣都少不了，這些東西一失衡，你一定會有「感覺」。另

外一個普遍造成精神疾病的主因，是消化道不健康，所以原料可能吃到了，卻沒有消化吸收到。

1. 缺乏腦部化學的原料

一般腦部化學需要的主要原料有：

1. 太陽
2. 水份
3. 維生素 B
4. 胺基酸

這些原料配上不同種類的胺基酸，形成了不同的神經傳導素，讓我們能抗憂鬱、抗焦慮、抗躁鬱和抗衝動。如果我們缺少了這些腦部化學原料，那麼，我們就有可能出現各種精神疾病（見圖9、表12）。

2. 消化系統不健康

由於消化系統與精神疾病關係密切，因此，現在醫界有一個新的名詞統稱這些精神疾病為「消化道與精神疾病綜合症狀」（Gut and Psychology Syndrome, GAPS）。GAPS 包括了自閉症、過動症、動作協調能力喪失症（dyspraxia）、閱讀困難症（dyslexia）、憂鬱症、精神分裂症、厭食症等

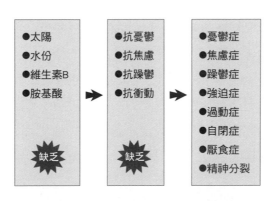

圖9：精神疾病患者缺乏腦部化學原料時可能出現的症狀

表12：腦部化學原料缺乏的主因

腦部化學的原料	缺乏的主因
太陽	由於許多神經傳導素的生產量是隨著陽光而改變的，因此，現在經防曬油公司或醫界的宣導，很多人不敢曬太陽，或者在冬季或雨季時日照過短、過少時，都很容易引發精神疾病，或是在這個時候病情加重。隨著季節而來的精神疾病，我們稱季節性情緒失調（seasonal affective disorder，SAD）。
水份	大部份的人喝脫水飲料的量都比純水多很多。脫水時，必需胺基酸如色氨酸就會被身體調去調節體內水份。這時色氨酸就無法成為腦部化學原料，因此造成原料缺乏。
維生素B	在碳水化合物與糖原轉換成血糖時，維生素B是它們之間的酵素。但維生素B同時也協助胺基酸形成神經傳導素。由於調整血糖與生存相關，因此它能第一順位優先調度維生素B。如果維生素B在調整血糖時都用完了，就沒有剩餘的原料幫助腦部化學運作了。
胺基酸	大部份人的胺基酸不足，都是因為必需胺基酸種類攝取不足，或是攝取量不足。也有些人是吃得夠卻沒有消化，因此造成胺基酸不足，腦部化學作用無法完成。

等，它們多根源於消化系統的衰退。

這些孩子加起來的數量驚人，統計顯示，在美國，四名兒童就有一名必須用藥才能順利專心學習。我曾有個幼稚園的學生，一天要吃八種藥，她被指認的疾病列起來一長串。這些做爸媽的通常是流著淚在給孩子吃藥。不吃藥怎麼辦呢？孩子沒有自制力，不要說專心學習在班上循規蹈矩了，就是壓抑衝動在街上等車子過後才過馬路，他們都有可能控制不住。如果你家裡也有這樣的孩子，我只想讓你們知道，你們並不孤單，而且未來是有希望的。

專家常說，這些得病的孩子，包括糖尿病，都是因為基因遺傳。基因

轉變的傳遞通常需要好幾代的時間，但幾十年來過動兒的數量卻增加了五〇〇％，是那一個基因能變得如此快速？大家忘記了，除了基因外其實很多體內、體外的東西也是可以遺傳的。這包括了飲食習慣和腸菌。

我們的腸菌從父母繼承而來。嬰兒經過產道時在那裡吞下了媽媽給的第一分禮物——腸菌，嬰兒原本完全無菌的腸道微生物從此開始繁殖。媽媽的腸道細菌與陰道裡的是一樣的，爸爸的腸道細菌和陰莖上的是一樣的，透過性交，爸媽的細菌能互相影響。就在這個關卡，問題開始出現了：

1. 爸媽的好壞菌比例不對

2. 剖腹生產

3. 沒有母乳

4. 母乳有問題

5. 過度使用清潔劑

1. **爸媽的好壞菌比例不對**：爸媽的腸菌如果本來就有問題，那孩子繼承的就是同樣的菌種。爸媽的問題通常來自於幾個方面，如過度使用抗生素、消炎藥、避孕藥等（參見吃纖維的益生菌 vs. 吃果糖的益生菌 119 頁）。

除此之外，再加上現在的飲食糖份多，壞菌的主食就是糖，我們給壞菌創造了一個絕佳的生長環境。如果爸媽吃東西的習慣不好，不細嚼慢嚥、不吃原形食物、不吃蔬菜等，這些都會影響細菌的生長環境。這就是我說除了基因外，吃什麼、怎麼吃也是可以遺傳的，而且它的力量一點也不比基因來得小。

2. **剖腹生產**：如果嬰兒是經由剖腹出生未經過產道，那麼 vaginal gulp（vaginal= 陰道，gulp= 大口的飲）就沒有機會發生，他也無法從中擷取父母的腸菌。

3. **沒有母乳**：初乳裡充滿了益生菌，吃不到媽媽的奶，就吃不到這些珍貴的菌。我們以為每個人的母乳都是一樣的，但其實品質大大不同，因為母乳裡的營養成份是從媽媽的飲食裡得來的。所以媽媽吃得好，母乳的品質才會高，這就是坐月子的根本道理。

我個人認為，等到要坐月子時才開始吃得好都是臨時抱佛腳。很多沒有醫生的原始部落會把好東西留給快要成婚的年輕男女，早早就已開始補身，因為他們沒有資源能幫助不健康的下一代（見表13）。

4. **母乳有問題**：在美國，當母親乳腺發炎時醫生會以抗生素治療。抗生素直接進入母乳，嬰兒喝下這樣的母乳，孩子腸道裡正要開始繁殖的好菌就給殺得一個不留。

我還常見到的是，母親自己本身的消化系統很不健康，壞菌坐大，菌根伸入腸道內，挾持了母親吃的糖代謝成酒精類的物質，嬰兒在吃奶時就總是還沒吃飽就已睡著了，就好似喝醉的人會有的反應。

這樣的孩子往後除了可能會有消化道與精神疾病綜合症狀外，還有可能會有血糖問題，我有這樣病患，下一代出現了第一型糖尿病。

5. **過度使用清潔劑**：「不乾不淨、吃了沒病」這句話說得真是一點也不錯。

我們腸道裡的原生菌種除了從產道、母乳來，在空氣中、粉塵裡和土壤中都很豐富。以前我們小時候沒東西玩，都只能抓蟲玩泥巴。現在的小孩都是玩電動，從外面玩回來就全身消毒，市面上殺菌的產品一個強過一個。現在很多父母都把嬰兒的生活環境弄成無菌狀態，這樣對腸菌的繁殖，一點好處都沒有。

腸菌跟自閉、過動等病症到底有什麼關係呢？

拿自閉兒做例子。小腸裡有一段布滿淋巴結稱派伊爾氏淋巴集結（Peyer's patch）的地方，我們七〇％至八〇％的免疫力都來自於這裡。嬰

表13：母乳和奶粉的比較

營養元素	母乳	奶粉	備註
油脂	• 含 Ω3，DHA，AA（飽和脂肪） • 依嬰兒需求自動調整 • 有豐富的膽固醇 • 含脂肪酵素（lipase）幫助分解消化油脂和膽固醇	• 沒有DHA • 無法隨嬰兒需求調整 • 沒有膽固醇 • 沒有脂肪酵素	腦子的成長需要油脂和膽固醇
蛋白質	• 柔軟易消化的乳漿 • 含消化酵素、生長素，以及有助睡眠的蛋白質和免疫系統的物質	• 難以消化的酪蛋白，對腎臟的負擔大 • 沒有消化酵素、生長素，以及有助睡眠的蛋白質和免疫系統的物質	嬰兒難以消化牛奶裡的蛋白質，因為當初它是設計給小牛吃的。吃奶粉的嬰兒大便臭，就是蛋白質沒有消化完全而造成腐敗的結果
碳水化合物	• 豐富的人類乳糖及易消化的多醣，有助腸道健康	• 沒有人類乳糖和多醣，不易消化	母乳多隨著能夠分解乳糖的酵素一起來，而一般牛奶於加工時，這些酵素已流失
礦物質和維生素	• 易吸收	• 不易吸收	因為奶粉的礦物質不易吸收，所以加得再多也無效
母乳的口味	• 隨母親的飲食而有變化	• 永遠一個味道	吃母乳每日有變化，多享受。吃奶粉，每天同一個味道，多無聊呀！

孩的腸壁與細菌繁殖要兩年才能長成，日本的孩子多數疫苗都於三歲後才施打，而且疫苗施打完全自願，是家長的選擇，入學不會以是否施打疫苗作限制。可是，台灣通常在嬰孩出生後的第二個月就開始施打五合一疫苗了。由於很多孩子的自閉症狀都是在施打三合一、五合一疫苗後才出現，所以一九九八年英國的韋嘉輝醫師（Dr. Andrew Wakefield）決定化驗自閉兒小腸裡腫大的淋巴結，他在這些自閉兒的淋巴結上發現了麻疹病毒。

按道理，疫苗的複製理當是在腸道中進行，但是，當腸道菌種失衡的情況下，淋巴結卻會因疫苗的存在而腫大，堵塞消化系統。堵塞的消化系統讓大便不易排出，所以很多自閉兒雖然每日都有大便，但是都小小、扁扁、細細的，那就是前面的大便擋住了，後面來的大便是從被擋住的大便上面擠出來的（fecal compaction with an over-spill syndrome）。長期下來，給了壞菌滋長難以想像的絕佳環境。

孩子從一開始就可能好、壞菌不平衡，壞菌的主食是糖，所以這孩子就會特別愛吃會變成糖的東西。不吃肉，只吃麵、米類、麵包等澱粉。一見到糖就像發了瘋一樣。壞菌漸漸被養大，根伸進了腸壁，它們的代謝物，沒有一個是好東西。原來壞菌拿了糖就代謝成酒精，包括了乙醇和乙醛等。再加上這些孩子的消化系統無法有效分解蛋白質，蛋白質就變質為類似海洛英、嗎啡等之類的物質。這些物質直接進入血液、毒害腦部，所以連感官和觸覺都變調了。這就是為什麼自閉兒會很怕光、很怕噪音，觸覺也異於常人。

由於孩子體內的菌不平衡，所以常引起中耳炎。以往中耳炎就是吃抗生素（美國現在很多醫院中耳炎只觀察，不開藥了）。抗生素一吃，好菌又死一次、許多壞菌又留下來享福。這樣周而復始，惡性循環。消化道一出事，不但容易發生精神疾病、各種皮膚症狀、過敏、小兒氣喘、癲癇（epilepsy）全部都可能會報到。

所以，很多腦子的病是因腸道不健康而起的。如果要痊癒，就要把好、壞菌的平衡找回來，讓消化系統恢復健康。要讓消化系統恢復健康，那均衡飲食，就是首要工作。

健康諮商室 〰️

使用最低限度的殺菌方式

為了不過度使用抗生素及殺菌產品，我手上常備的保健品有二種：

1. 牛至。這個香料做成的天然抗生素，用於超過兩星期的咳嗽多痰情況，在那之前，不要隨便介入痊癒過程。牛至也可用於殺腸道壞菌。可與血糖控制飲食一起使用兩星期，再開始服用益生菌，以平衡腸道細菌。

2. 離子化的鈣。發燒時，身體把溫度升高以便從骨中取鈣，因為鈣能與白血球與抗體合作抵抗外敵。所以如果體溫沒有超過攝氏41℃，不要隨便介入這個痊癒過程。如果體溫超過攝氏41℃，可以吃離子化的鈣降溫。

至於清潔劑我只用精鹽、醋和小蘇打粉處理家中的清潔。細鹽可以去污、磨光。醋有天然漂白的作用，它也抑制黴菌。小蘇打粉與醋一起合作，可去味、去污。

除了洗碗精和洗髮精外，我們家只用傳統的水晶肥皂，它的成份溫和，去污力強。頭髮短的男士們亦可用它洗頭。

●檢測病源

第一站檢測消化。這一站必須密切注意的是排便問題。因為，如果要精神疾病痊癒，那麼體內就一定有大量的毒要往外排。因此，腎臟—小便這個水溶性的排毒管道，以及膽—大便這個脂溶性的排毒管道，一定都要暢通才行。

此外還要特別注意「吃的習慣」，許多人把好菌種回去後，依舊大口大口地不咬就吞。因為消化是從上到下的過程，上面食物咬得不夠小塊，胃酸再強也無法把食物消化完全，沒有消化完的食物腐敗變質，到了腸道就把好菌殺死。

下一站檢測營養元素。患有精神疾病的人都有一個共通的特點，就是他們的澱粉和水果攝取量通常都很高，水都喝得特別少。

在精神疾病復原時期，由消化不良引起的精神病患，最好完全不要碰會變成糖的食物，包括澱粉和水果。人體受壞菌驅使，只要一碰這些食品就一定停不下來，像中了邪一樣。

好油的攝取更是特別重要。腦部有六〇％以上是油脂，不吃好油的人，都有一個很大的特點，就是他們的記憶力特別不好。記憶不好不是因為他們年紀漸漸變大了，而是因為他們的腦子缺了非常重要的結構原料——高品質的油脂。老人家營養均衡、油脂攝取足量了，「一再問重複問題」的症狀通常不治而癒。

一般吃素的人飲食上都會講究豆米配（bean-rice combination），因為這樣的組合比較容易平衡攝取到胺基酸。

比如鷹嘴豆加上芝麻泥就可以攝取到全面蛋白質，也就是九種必需胺基酸全部到齊。但是，除了胺基酸的種類要夠，份量也要夠。所以，這樣的配法就出現了兩個問題。第一，胺基酸的含量通常與所含蛋白質的量成正比，但植物裡的蛋白質含量比肉類少很多。如火雞肉蛋白質的含量是米

類的七倍、牛肉則是近五倍。這表示，如果要從植物性的蛋白質裡攝取到足量的胺基酸，吃的量就要很大很大。可是，量這麼大，第二個問題就出現了。由於有高蛋白質的植物，同時也都含有高量澱粉，如米類和豆類，大量攝取，澱粉化成糖後，依舊會造成血糖的震盪。

血糖問題一來，各種重要礦物質和維生素都要流失。其中屬維生素 B 的流失，對腦部化學的殺傷力最大。所以在我門診裡，患重度憂鬱症的病人多是全素主義者。主要的原因不只出在很少人懂得如何由素食裡攝取全面蛋白質提供腦部化學所需的胺基酸，另外一個原因多是血糖震盪過度，造成病根之一的血糖失衡，致使維生素 B 大量流失，同樣會引發精神疾病。

下一站檢測食物。在這裡，不只是要注意所有食材的品質，連佐料的品質也不能放過。如果一個人已經有了精神疾病，那麼他的營養的匱乏就已非常嚴重。連人工食品色素都能讓消化道受刺激，使得病情惡化。

有精神症狀的病人一定要用好鹽，鹽裡的電解質可以直接左右病患的腦部化學形成。這就是為什麼躁鬱症的人通常檢查的結果都是嚴重缺鈉。鈉，就是鹽裡的重要成份。

下一站檢測生化特性。我在美國學校裡接觸有學習障礙的兒童裡，中國人比例不少。因為中國人很少有適合消化奶製品的酵素，所以，在考量生化特性時，一定要認真的檢測家人對奶製品的過敏程度（檢測過敏食物的方法請見 191 頁）。這樣才不會讓前述的消化問題持續加重、惡化，引起精神病症。

●食物調整策略

如果病患只有輕微症狀，那麼遵循著 IN-and-OUT 生化系統，從選擇好食材做起，一直到剷除五大病根，症狀應該在一至三個月間可以明顯看

到改善。如果，病源是消化系統出問題，那麼就應先著手給消化系統痊癒一個好環境。

消化道開始生病，尤其是腸道受傷很深時，多數人都會反應在排便中，不是嚴重便秘，就是慣性拉肚子，要不就是兩種交替輪流。生病的腸道對沒有消化完畢的食物，會隨便放行，導致食物過敏症狀。大部份人會先對一種食物過敏，例如牛奶。過一陣子如果還是沒有給消化系統一個健康的環境，就會開始對第二種食物過敏，例如海鮮或辣椒，接下來過敏食

健康諮商室

進行消化道痊癒飲食的方法

消化道痊癒飲食的目的在讓消化道得取適當的休息，補充消化道重建所需的原料。讓消化道有時間也有原料能修復。

任何有消化系統不適症狀的人都可以用。也適用於有潰瘍（包括賁門、胃、腸、幽門、迴盲瓣）、急性與慢性腸胃炎、胃食道逆流、胃痛、漲氣、便秘、拉肚子，放屁排便奇臭等問題的人。除此之外，這種飲食對有過敏症狀與異位性皮膚炎等問題的人來說，也很有幫助。

執行時間長短以症狀為指標，因此持續時間依個人的嚴重程度而定。

除了消化系統有潰瘍與腸胃炎的人外，其他人都可以從第二步開始做起。

進行消化道痊癒飲食的人每天早上起床要喝一大杯溫水。可以用保溫瓶裝放在床頭，這樣半夜或早晨還沒起身前，就能喝到溫水。

每天睡前吃一粒高品質的益生菌（有腸胃炎的人一定要到上吐下瀉

物項目就會一直增加，變得什麼都不能吃。有些人的過敏症狀不是由食物引起的，而是由像花粉、粉塵、黴、青草上的物質等引起的。

開始進行消化道痊癒飲食後，消化問題應該會在幾天內就開始減少，如果沒有改善，就要檢測是否有對食物過敏（檢測過敏食物方法請見 191頁）。

會引起過敏的食物，可以在消化道復原一陣子後再次檢測，看看是不是已經不再過敏了。

或是腸絞痛停止後才能開始吃）。

第一步：喝家裡熬的高湯。

喝大骨肉湯或魚湯，湯裡一定要有骨頭、骨髓、肉和關節的部份，如果是魚湯，則一定要有魚頭與魚骨。最好跟著內臟一起煮。不吃蔬果。每餐都喝這樣的湯，不吃肉，湯裡的油一定要喝下去，這都是修復消化道的原料。

湯不要用微波爐加熱，但可以冷凍。如果喜歡，魚湯、雞湯、豬骨湯、牛骨湯等可以輪著喝，一直到潰瘍與腸胃炎的症狀減低。潰瘍的症狀有可能是便血、疼痛。腸胃炎的症狀則多是上吐下瀉、絞痛難忍。

第二步：每餐都喝湯和吃湯裡面的肉，一定要連軟骨一起吃、湯裡的油一定要喝下去。記得肉和軟骨一定要細細咀嚼才可以下嚥。

可以開始吃蔬菜，但不選用高纖維的菜，這類蔬菜對受傷的腸道負擔過大，一開始使用根莖類的蔬菜較好。若使用高纖大葉蔬菜時，可放入湯內先煮爛。

餐間多喝溫的純水。如果原本的症狀消失了，就可以進入下一步。

這一步的飲食需持續五日或一直到症狀改善，如不再便秘、不再拉肚子等。

第三步：承上步，所吃的肉湯裡可以開始加入高品質的生雞「蛋黃」，記得只有蛋黃，蛋白並不好消化。可以在把加熱後的湯從熱源上移開後，再把蛋黃打進湯裡。

生蛋黃與母乳的成份最相似，完全不需要消化就可以吸收，蛋黃裡的成份提供了消化道修復的重要原料。但是，因為要生食，所以蛋的品質很重要，要注意雞的養殖方法。從一天一個蛋黃開始加起，一直加到每次喝時碗裡都有一個蛋黃為止。

當恢復情況良好時才開始加蛋白。這時，蛋可以稍稍煮一下，但不要太熟。也就是蛋和蛋白都還要稀稀的。每餐前都可以吃一些含益生菌泡菜的「汁」、豆腐乳類食物的「汁」。泡菜如果不是自己做的，一定要確保原料的品質和不摻雜人工化學物質。一開始吃一匙，慢慢再往上加，停在第五天的量。

如果原本症狀沒有出現，就一直加到每餐都有一個完整的蛋為止，即可進入下一步。

第四步：承上步，並再加入紅燒的肉類，這些肉一定「不可以」是瘦肉，肥的部份一定要很多，好像五花肉一樣。同樣的，這些肉的品質也一定要注意，一定要找吃對食物的動物。

如果原本的症狀沒有再出現，就可以進入下一步。

第五步：承上步，除湯、肉，煮熟的蔬菜之外開始加入發酵過的魚類，如小魚乾、鹹魚等。一天一小塊就可以了，再往上慢慢增加。可以開始在烹調中加入豬油，與其他動物性油脂及椰子油輪著用。

如果原本的症狀沒有出現，就可以進入下一步。

第六步：承上步，開始加入新鮮的魚，也可以開始加入魚以外的海鮮，如貝類等。如果原本的症狀沒有出現，就可以進入下一步。

第七步：這個時候開始可以吃發酵過的葉菜類，如泡菜，而不只是它的汁。每日飯前二至三小匙。

如果原本的症狀沒有出現，就可以進入下一步。

第八步：前面全部照舊。可以開始加入烤的肉或用好油煎的肉。

如果原本的症狀沒有出現，就可以進入下一步。

第九步：可以開始加入生的青菜（生菜）或是生小黃瓜（削皮）類。如果狀況良好，可以加入其他生蔬菜，如蘿蔔、蕃茄、洋蔥、包心菜等（或用好油快炒的蔬菜）。同時可以加入少量的水果。

如果原本的症狀沒有出現，就可以進入下一步。

第十步：如果以上都沒有問題，消化排泄都良好，原本的症狀都沒有再出現，就開始可以加入一些澱粉，記得澱粉一定不能多量，而且一定要與油脂一起入口。

澱粉最好是米做的，而不是麥做的。如果要加入豆類，則一定要浸泡或催芽，記得豆類澱粉含量高，應歸於澱粉類。一開始澱粉每餐吃兩口就好了。如果沒有負面反應，則可以加到每餐二〇％。

如果精神症狀是由消化道所引起的，我不建議食用奶製品。

這些步驟完成的時間，完全要看復原速度，可快可慢。有些人問題比較嚴重，可能要持續數個月，有人則幾個星期內就可以結束了。如果走到新的一步，原本的症狀又出現了，要等症狀消除後再往下一步走，如果症狀很嚴重，則可以回到上一步。

成癮問題

我在做學校心理諮商老師時，學校裡有毒癮或酒精上癮的學生都歸我輔導。心理專業從業人員都假設，孩子們會吸毒成癮一定是他們心理有問題。不是有創傷，就是有同儕的壓力不能拒絕。所以學校年年都花大錢宣導 Just Say No。但是事情也許不只是那麼簡單，如果這毒是你的身體跟你要的，而它跟生存有關，人那能不低頭呢？

在這世界上，最容易上癮的物質就是糖，所以四百年前當歐洲各國剛出現白糖時它都被鎖在櫃子裡。

為什麼說糖最容易上癮呢？因為當血糖掉到谷底時，腎上腺如果太疲勞，身體就只能靠高糖的食物把血糖提上來保命。身體明明知道糖對我們不健康，但是，它必須要先讓你生存，你才有可能在未來取得健康。賣毒品的人，比你我都了解這其間的關係。所以，現在多數的香菸和毒品上都裹了糖精。

今日的孩子多半整日都在血糖大幅震盪循環裡。早上出門前要不就不吃，有吃也是一碗甜得半死的早餐麥片。到了十點半就撐不住了，趕緊喝個汽水、吃個糖。中午女生動不動就學大人不吃減肥，要不就吃個水果減肥。到了放學時，血糖剛好掉到谷底，這時在同學催促下吸了大麻，大麻上的糖精會迅速地讓血糖提升，身體就會記住這個東西能快速提升血糖。下次血糖再掉下來時，身體就會跟你要大麻。

可怕的是，這大麻也可能被其他東西取代，如有糖的茶飲料、高能量飲料、汽水、酒精、巧克力蛋糕、飯、麵、咖啡、香菸，甚至水果等。所以現在水果的基因愈改愈甜，食品公司也在加工食品中拚命加糖。現在只要是賣糖，就一定賺，因為它比毒品更讓人容易上癮。我們會這麼容易糖上癮，都是由於我們飲食不平衡。當我們的飲食不平衡，腎上腺容易疲

倦，這時所有會變成糖的食物，都可以輕易地讓我們上癮；還有刺激物如香菸和有咖啡因的飲料，都可以大力地踢腎上腺一腳好讓血糖提升，所以，當血糖不平衡，腎上腺極度疲倦時，刺激物也很容易上癮（見圖10）。

●檢測病源

第一站檢測消化。成癮的人通常都有嚴重的血糖問題，這個問題多來自於吃多了會變成糖的食物，因此，在這裡一定要注意每一餐都要先吃蛋白質和油脂，而且澱粉不過量。門診中看到有成癮問題的人卻沒有消化不適症狀的，多是因為這些人是不吃正餐的。餓的時候吃一點點糖果或喝有糖的飲料來提升血糖，要不然就是來根菸、喝杯咖啡、喝杯茶、喝杯酒，整日都這樣過，消化道根本沒有派上用場。

第二站檢測營養元素。造成血糖如此大幅震盪的主因多是蛋白質和油脂攝取量不足。這包括了澱粉超量，純水被有酒精、有咖啡因、有糖的飲料代替了，或者是把水果當飯吃。

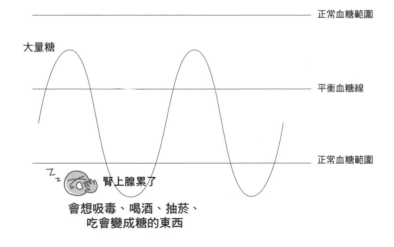

圖10：腎上腺疲倦時會想尋找刺激物提升血糖

下一站檢測食物。過度攝取糖份或刺激物容易造成體內營養流失，所以要戒癮，必須吃高品質的食物及使用正確的烹調方法，以補充重要營養元素。

下一站檢測生化特性。我個人認為生化特性中，維生素 B1 與 B2 的需求量在這裡影響最大。

就如前述，對維生素 B2 需求量特別大的人，在血糖失衡、飲食不均衡的情況下，比較傾向於選擇酒精，而維生素 B1 需求量特別大的人，比較傾向選擇其他會變成糖的食物。觀察自己的的傾向，可以找到自己的需求。但是，不管是那一種生化特性，飲食不均衡，血糖都會被大力震盪，也都有可能會面臨成癮問題。

●食物調整策略

戒癮之前，要先進行這兩個步驟。

1. 平衡血糖

2. 讓腎上腺復原

平衡血糖的方法可參照 206 頁血糖控制飲食。要讓腎上腺復原，就要先消除身體的緊急狀況，請參照 224 頁消除緊急狀況表。

面對「癮」，不管它是酒癮、糖癮、澱粉癮、菸癮，最基本的原則就是必須順從你的身體，不要跟生存抗衡。面對生存，毅力微不足道。

跟生存相鬥，你輸定了。但這不表示，你不能改變體內和體外環境，不讓身體老是陷入緊急狀況。

比如，若下午血糖掉到了谷底，就特別想喝咖啡、吃巧克力蛋糕，血糖掉到谷底，跟生存有關，你只能順從。可是，卻沒有人說，你不能在吃甜食之前，先吃有蛋白質和有油脂的食物，但這時甜食就要減量。加上這兩樣營養元素，你體內的環境就會發生變化，巧克力蛋糕現在有蛋白質和

油脂支撐，血糖上升的速度就不會太快，下次掉下來時，也不會那麼容易就掉進入谷底。就這樣，你在順從身體的同時，改變體內、體外環境，漸漸拿回掌控權，不必再依賴酒精、毒品、咖啡因、糖才能生存。

當生存跟食物一分離，你對它就沒有癮了。

情緒失調

我在前面已經說過情緒沒有罪，大多數時候，問題出在情緒表達的方式。這裡講的情緒失調是指無法客觀衡量現況，情緒因此誇大的人，以及造成這種誇大現象的生化因素。情緒誇大，面對芝麻小事好似面對生死大事一般，稱之為「情緒膨脹」；情緒誇大，也可以是面對生死大事時卻好像事不關己，稱之為「情緒萎縮」。

情緒膨脹的起因，多是病根「血糖失衡」與腎上腺處於亢進狀態兩者同時引發的。

不平衡的飲食會讓血糖總是大起大落。當血糖低到谷底時，亢進的腎上腺不但大量製造壓力荷爾蒙，而且一下子就把壓力荷爾蒙用盡。大量的壓力荷爾蒙在血液裡循環，人不是準備好要搏鬥，就是要逃跑。這世界上所有的人，一下子看起來都長得像老虎一樣兇猛危險。就這樣，一點點事就要大驚小怪。好比，老闆只是給予這個人一點建議，他就以為自己要被開除了（見圖11）。

情緒萎縮，多是病根「血糖失衡」與腎上腺處於機能減退狀態兩者同時引發的。

不平衡的飲食會讓血糖總是大起大落。當血糖低到谷底時，腎上腺由於機能衰退，所以壓力荷爾蒙製造不足。當壓力荷爾蒙不足時，就算看到兇猛的老虎，也會覺得它長得像 Hello Kitty 一樣，沒有搏鬥或逃跑的慾望。譬如說，老闆已經一再威脅要開除這個人了，他卻還像是事不關己一

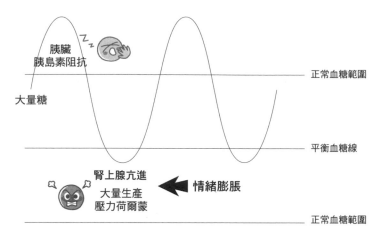

胰臟
胰島素阻抗

正常血糖範圍

大量糖

平衡血糖線

腎上腺亢進
大量生產
壓力荷爾蒙

情緒膨脹

正常血糖範圍

圖11：腎上腺機能亢進引起情緒膨脹

樣（見圖12）。

　　除了情緒膨脹與情緒萎縮外，還有一種人的腎上腺處於枯竭第二階段，也就是亢進和機能減退同時存在。他的反應就會比較難預測，一下子情緒膨脹、一下子情緒萎縮，捉摸不定。這樣的人我常看到被心理醫生判定為躁鬱症（manic depressive disorder）或雙極性情感疾患（bipolar disorder）。真正的情緒失調是指極端的狀況。比如，一點小事就想打人，而且一打就停不了手。或是，見到什麼都想買，覺得都是必需品，購物過度。或是，腎上腺亢進時原本是要找工作，結果卻變成計畫自己開一間航空公司。機能減退時則是另一種狀況，如即使自己血流滿面也不即時就醫，或是被別人惡性倒會卻不感到生氣。一般的情況下情緒是保護我們的機制，從不誇大，應予以正視、表達。但遇到情緒誇大時，它卻不能保護我們，反而對我們有傷害。

●檢測病源

　　第一站檢測消化。沒有把過敏源找到去除，會讓身體因為長期發炎，

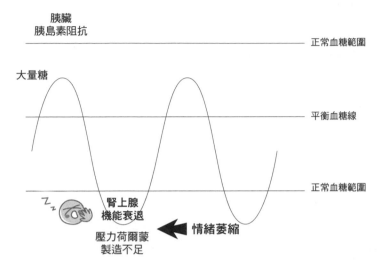

胰臟
胰島素阻抗

正常血糖範圍

大量糖

平衡血糖線

正常血糖範圍

腎上腺
機能衰退

壓力荷爾蒙
製造不足

情緒萎縮

圖12：腎上腺機能衰退引起情緒萎縮

不停處於緊急狀況，使得腎上腺疲勞過度，最後進入枯竭階段。

下一站檢測營養元素。通常是蛋白質和油脂攝取量不足，或是澱粉或水果量過大，造成血糖震盪不已，讓腎上腺進入枯竭階段。

下一站檢測食物。大部份已有心理症狀的人，營養早已流失匱乏，所以，吃高品質的食物及使用正確的方法烹調，才能確保食物的營養豐富。

下一站檢測生化特性。請參考 204 頁的糖尿病生化特性病源檢測。

●**食物調整策略**

要治療情緒失調，要先進行這兩個步驟：

1. 平衡血糖

2. 讓腎上腺復原

平衡血糖的方法可參照 206 頁血糖控制飲食。要讓腎上腺復原，就要先消除身體的緊急狀況，請參照 224 頁消除緊急狀況表。

心理症狀與心理創傷

曾有個心理學界的同事很不以為然地對我說：「你自己身在這行，應該知道多數有心理創傷的人比較容易得精神疾病。像經歷過戰爭、家暴，或失去心愛的人，這些人有心理症狀的人數比例比其他人多太多了。精神疾病當然是因創傷而起的，怎麼可能是吃出來的呢？」

他說的很對，我很贊成。

但是，我們無法漠視的是，經歷心理創傷的人，營養流失的速度快到我們很難想像。他們的營養會急速流失，是因為他們的身體並不知道他們其實是失去所愛的人或者是得不到愛。

只要我們把周遭環境所給予的刺激看做壓力，那麼身體就把它看做老虎。很多有心理症狀的人持續許多年經歷戰爭、家暴、失去愛人的悲痛。想想，被老虎追好幾年，身體怎能不耗盡儲備的營養呢？在經歷創傷時，又有誰有餘力去補充營養呢？所以，精神疾病是有可能因心理創傷而起，但是要它痊癒，卻不能只靠心理諮商，補充營養才應是關鍵的治療策略。

生理健康的基礎如果沒有打好，心理健康就沒有立足的餘地。所以，我現在門診時，如果病患的身體開始調頭，走向良性循環，那時我們才會開始諮商心理，討論對事物的看法，介紹關係管理，以及加強溝通技能。

利用 IN-and-OUT 生化系統改善症狀

如果你有生理或心理症狀，都可以用以上的 IN-and-OUT 生化系統檢測表做為工具，循著表，倒著走。走每一步，使用清單上的項目做為你調整飲食的指標。當清單上的項目你都做到時，症狀應該會慢慢消失。

調整飲食用以改善症狀的速度，一定比「用藥」或吃「西藥」要來得慢得許多。但是，由於攝取的營養是全面性的，它對生化系統的改變一定也是全面的。由於它能照顧到全面的生化反應，所以它是從根源建立起，影響長久，消失的症狀不會再回來。

比如，「用藥」減重，瘦的速度超快，一下就可以看得出這個人變瘦。但如果一個人想以「飲食調整」來減重，那瘦的速度就會比較慢。但是因為「用藥」減重不處理身體過度儲存脂肪的根本問題，所以瘦得快，復胖也很快。而「飲食調整」是把過度儲存脂肪的根本問題連根拔起，所以瘦了之後就不會再復胖。從這個層面來看，其實飲食調整改善症狀的速度，要比用藥來得快得多（見圖13）。

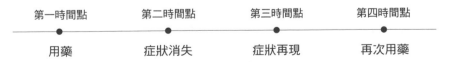

調整飲食▶

第一時間點	第二時間點	第三時間點	第四時間點
●	●	●	●
調整飲食	症狀減輕	症狀減輕	症狀消失

用藥▶

第一時間點	第二時間點	第三時間點	第四時間點
●	●	●	●
用藥	症狀消失	症狀再現	再次用藥

圖13：調整飲食和用藥的效果比較

排毒與恢復反應

當你照著 IN-and-OUT 生化系統調整飲食後,五大病根就得以移除,各個臟器都會得到適度的休息,那時身體自然會開始排毒。排毒就是身體大掃除,它一點也不神秘,因為有進就有出,可是要大掃除,一定要有時間和餘力。如果生理化學運作順暢,排毒無時無刻都在發生。

什麼是毒?除了我們一般所知的新陳代謝產物,細胞裡的廢物、牙齒填充物裡的重金屬,以下是我們平時比較不熟悉的毒。

沒有消化完全的食物:沒有消化完全的蛋白質會腐敗、油會餿掉,碳水化合物會發酵。這些東西進入腸道,不但無法滋潤身體,而且還會毒害腸道細胞。你的小腸和大腸都會因此而生病。

因為腸道生病,守不住不讓大型分子進入血液,結果沒有消化完的食物也能進入血液癱瘓免疫系統,因為身體不認識沒有消化完的食物,把它們當外來侵入者對待。未消化完的食物也會癱瘓肝臟,因為這些都被視為毒,都必須靠肝臟來分解才能排出。所以消化系統不健康的人,一天至少因為進食就被毒害三次。萃取方式不當的油已經餿掉,也是毒,吃了也會讓肝臟負荷增加。

過多的荷爾蒙:我們身體遇到緊急狀況或是要調節被大力震盪的血糖時,都會將各種荷爾蒙帶向高峰,這些荷爾蒙最後都要靠肝臟分解才能排出。

除了我們自己生產的荷爾蒙外,很多保養品也都有摻荷爾蒙,尤其是那些標榜抗老化的產品。保養品裡的荷爾蒙沒有管制,所以販售公司不需要標明。這類毒是從皮膚進去的,它的吸收速度比用吃的更快進入血液。

環境裡的化工產物:諸如前述的假性荷爾蒙、農藥、清潔劑、芳香劑、噴頭髮劑、保養品、化妝品、空氣污染、洗碗精、洗髮精、游泳池裡

的氯等。

　　不為你服務的情緒：我們的情緒是為了要保護我們才產生的，它出現，我們正視它，表達了情緒，它為我們服務後就離開了我們的身體。如果我們不正視情緒，它就沒有機會服務我們，會繼續留在體內。留在體內的情緒是有毒的，它會長大也會累積。

你一定要知道的生理、心理兩種排毒管道

　　毒的排泄管道也分生理與心理兩種。

　　肝臟是我們體內分解和重建的大工廠，它的功能，我們所知的就有五百種。它是體內大掃除的總管。它的底下，有膽、腎，以及皮膚三位小總管：

　　1. 多數脂溶性的毒被肝臟分解後，進入膽汁，從糞便排出。

　　2. 多數水溶性的毒被肝臟分解後，進入腎臟，從尿液排出。

　　3. 皮膚是我們最大的排泄器官，有第二腎臟之稱，前面兩位小總管做不完的事，皮膚就接手繼續把它做完，毒從汗液走。所以汗液的組成與尿液非常相似。當肝、膽、腎堵塞時，皮膚表面就會長得像垃圾場一樣，因為其他排泄管道都不通，只好把垃圾往這裡倒。

　　情緒排毒靠嘴，它是從聲音排出體外（見圖14）。

　　如果我們吃過多會變成糖的食物使得血糖震盪過度，肝臟疲勞，那麼肝臟的功能就會降低。或者，小總管們受損，也會使得下游堵塞，再回堵到肝臟。比如，我們不吃油脂或吃餿掉的油，膽汁濃稠，膽一堵塞，肝就會堵住。又比如我們不喝水，腎只好一直製造濃度很高的尿液，過度疲勞。腎一堵塞，肝也跟著堵塞（見表14）。

　　同樣的，如果一個人不正視自己的情緒，就不能開口表達情緒，情緒沒有為你服務，走不了，就變成毒。又或者一個人知道自己有情緒，但嘴

封住了，沒有發聲，情緒依舊不為你服務，走不了，亦成毒（見表15）。

　　所以，排毒管道的上、下游是互相影響的，一定要一脈全通，毒才出得去。毒出去，細胞才有乾淨的環境能讓生理化學反應保持最佳狀態。

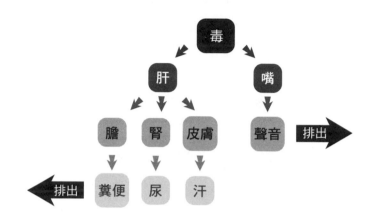

圖14：生理與心理兩種排毒管道

表14：

肝臟堵塞症狀		
□ 過度流汗	□ 皮膚灰黃	□ 肌膚鬆弛
□ 黑眼圈	□ 舌頭表面覆黃色物質	□ 口臭
□ 嘴巴苦苦的	□ 劇烈頭痛	□ 各種皮膚症狀
□ 經前綜合症		

表15：

嘴堵塞症狀		
□ 爆發式情緒表達	□ 告狀	□ 不說，用做的報復
□ 引他人重複越界	□ 不說，自動離開	□ 人際關係緊張

正確排毒要從養肝及促進血液及淋巴循環下手

讓毒從體內排出體外要從兩個方向進行，一是用食物調整肝臟排毒，二是讓血液及淋巴循環增加，才能有效承載毒物排出體外。

肝臟開始排毒前，要先休息，讓肝臟休息最好的方法，就是用飲食讓血糖平衡。當血糖一平衡，肝臟就可以開始大掃除，大掃除是個需要高度營養與能量的過程。所以你如果還沒有照著 IN-and-OUT 生化系統來調整飲食、排泄管道沒有全開前，不要冒然使用以下的方法排毒。

肝臟排毒分兩階段。第一階段是以酵素解構毒素，有些解構完的，就可以排出體外，如咖啡因和阿斯匹靈這類的藥物。有些毒素還必須經由第二階段才能完成。第二階段共有六個管道，每一個管道都是以蛋白質為元素，與毒素結合（conjugation）後將它們帶離體外。所以，排毒是個極度需要蛋白質的過程。

體內痊癒過程中可能引起的恢復反應

每當我們的飲食從不平衡轉變到平衡時，我們的身體需要一點時間，重新學習使用這些營養；或者臟器休息夠了，能夠開始處理調整血糖以外的工作；或者身體有原料與餘力修補原本沒有做完的修復工作，讓身體可能痊癒。這時，我們就可能會出現一些反應，稱為恢復反應。所以，只要飲食有重大的轉變，身體取得適度休息後都可能會出現這些反應。

在身體恢復前，原本身體內舊的沒有用的廢物，因為身體沒有力量排不出去存在體內。但恢復時身體一旦有了力氣，就會開始往外排。此外身體痊癒時，可能會先進入發炎反應再進入消炎反應。消炎後的死菌和組織，或是受損死去的組織，也會開始往外排。

所以總歸來說，恢復反應可歸成兩類，一是體內發炎引起的，為發炎

表16：恢復反應的類型及其症狀

恢復反應類型	症狀
發炎反應	發炎時可能會流鼻水、有痰、各處水腫、突然有分泌物、關節腫大等。 消化系統恢復時則可能會出現拉肚子、腹痛、漲氣、打嗝、胃食道逆流、便秘等。 免疫系統恢復時，反而會出現感冒症狀，如全身發痠、頭痛、疲倦想睡等。 甚至是在體檢時，反應出臟器發炎或腫大的現象。
排毒反應	消化系統排毒時會出現大、小便的顏色與氣味改變。排舊膽汁時會頭暈、噁心、出現綠色糞便。其他常見的排毒反應為長疹子、鼻塞、流鼻水、腳起泡發爛、腳奇癢、排結石、神經痛（排毒前毒會回到血液裡，影響神經）、嘴破、嘴爛、身體散發出異味、口臭、皮膚奇癢等。

反應，另一種則是不再需要的東西往外排，也就是排毒反應（見表16）。

　　雖然以上的恢復反應可能造成身體不適，但是你也應會看到不同程度的恢復結果：

1. 精神變好

2. 耐力持久

3. 過敏減少

4. 消化改善

5. 腦子清醒

6. 心情平靜

7. 體重減輕（或增加）

一般而言，如果是恢復反應，即使有症狀精神都應該還是不錯。

正確排毒的方式

1. 排毒飲食

時間：為時兩天（共六餐）。

目的：讓肝臟休息及提供排毒管道所需的原料。

適用者：照著 In-and-Out 生化系統調整飲食完畢，消化系統修復，排泄管道全開的人找週末能在家休息靜養時開始。

不使用蔬果汁，因為蔬果汁會震盪血糖，使用骨頭湯，因為它能支援肝臟排毒時所需的原料。

用第 122 頁的方法熬骨頭湯。除了豆類，可以放入任何你喜歡的蔬菜，根莖和瓜類的量最好不要超過葉菜類的量。

餓時就喝湯吃菜，骨頭上的肉不吃（可留著以後吃）。

大量喝水。

每日可喝兩大杯原汁無糖蔓越莓汁（或無糖酸梅、檸檬汁），與水對半，加入亞麻仁籽粉一大匙。早、中餐各一杯。

每日服用高品質的魚肝油或蝦油。

每日至少睡八小時。夜間十一點至凌晨三點是肝臟排毒時間，不要在十一點以後才睡覺。

使用以下方法增進血液、淋巴循環。

2. 增加血液、淋巴循環

細胞大掃除後，廢物要靠血液和淋巴送走，所以這時增加血液、淋巴循環就變得很重要。以下是增進血液、淋巴循環的好方法：

水療（hydrotherapy）：冷熱水交替淋浴，增加組織血液流量。

三溫暖：原理與水療相同。

按摩

泡澡：在熱水裡加瀉鹽，一直泡到出汗。

跳：淋巴是反地心引力運行的，它靠的是肌肉與骨骼的擠壓取得動力。所以跳躍、跳繩等活動，能有效增進淋巴循環。

採用天然毛刷按摩：選購天然毛刷，與手掌一般大小即可。毛刷應有長柄可用於身體各處。如找不到毛刷，可以用天然絲瓜布代替。剛開始按摩時，最好選用比較不粗糙的材質，待皮膚適應後可以升級。按摩時從腳心開始刷圈圈狀，擴散至身體各部位。順序為由下往上，腳、腿、手、臂、背、肚、胸、脖、臉。此外，我發現台灣女性的胸罩鋼絲都特別緊。胸罩鋼絲下就是淋巴聚集處，這裡勒得太緊，不利淋巴循環。

當飲食調整後，身體在進行修補或者大掃除時，可能會出現症狀，這就是恢復反應。

正確斷食的方法及三餐進食原則

其實只要餐餐吃得平衡、早起早睡、排泄暢通，我們的排毒必定順暢，所以排毒飲食的需求並不高，我一年用不到一次。但是，由於現代社交聚會頻繁，飲食很容易過量，所以適度斷食，反而常常需要。不過斷食跟排毒一樣，如果還沒有照著 IN-and-OUT 生化系統調整飲食，五大病根還沒剷除，冒然斷食有害無益。

正確的斷食需要的時間並不長久，頂多一餐到兩餐的時間。英文裡的

早餐是 breakfast，break ＝停止，fast ＝斷食，所以早餐就是我們停止斷食的那一餐。從晚餐到第二天早餐距離的時間大多是十二小時。一般斷食的時間頂多再加六小時，不應超過十八小時。我最常選擇晚餐斷食或早餐斷食。如果應酬時間是晚上，吃過了量，第二日起床後應該不會太餓，我就跳過一餐不吃，一直到中午才吃。如果是中餐應酬吃過了量，我就跳過去晚餐，一直到第二天早餐才吃。斷食期間我只喝水，不喝其他飲料。適度斷食能讓消化系統休息，讓沒處理完的生化反應趕上進度，也能促進排泄。斷食不適合天天使用，天天長時間不吃，很容易就營養不良，對生化平衡一點好處都沒有。

這和想減重者的亂跳餐不同，跳餐不等於吃得健康。尤其是跳餐前的幾餐，常常都不平衡，這樣跳餐只會使腎上腺更疲倦。如果血糖還不平衡就隨便亂跳餐，只要再次碰到食物，保證過量。所以，除非你平時餐餐平衡、血糖平衡，不然不要亂跳餐。

如果你的腎上腺復原了，你的生活習慣一定是早睡早起，而且早上起來時會很餓，吃得很多。漸漸地，你早、中、晚的食量會變成一個倒金字塔形（見圖15）。

當你剛開始接觸原形食物時，可能會因為長期沒有吃肉或油，所以身體不停地索取。但是到了一個階段後，不但三餐食量會變成倒金字塔，而

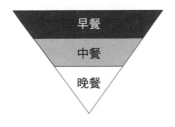

圖15：三餐的食量應該是一個倒金字塔形

且每餐的食量都會開始大大地減少。那是因為營養元素充足，生理化學習得如何有效率地輪著使用油脂、碳水化合物和蛋白質提供身體能量的緣故。這時，你只要餐餐吃得平衡，一點點食物就可以讓身體燒很久。

把早餐當成晚餐煮。晚餐剩的肉，早餐時變換一下，就是一道新菜。例如晚餐剩的肉做成蛋捲，裡面再放些蔬菜，有肉、有菜，又有油脂，就是平衡的一餐。並且每餐都一定要有綠葉蔬菜，發酵蔬菜和泡菜都可以是常備蔬菜。

甜點可在下午茶時間吃。但在吃甜點前一定都要先吃有油脂和蛋白質的東西平衡血糖。吃了甜的，就儘量不喝甜的，喝了甜的，就儘量不吃甜的。不管如何，甜食一定是尾隨在油脂和蛋白質之後。這是一天中唯一可以不要求有蔬菜的一餐。

除非特殊情況，絕不在晚餐後吃甜點。水果選一餐隨餐吃，水果量要小。

正確外食你該注意這些事

外食最麻煩的就是油和鹽。大部份餐廳用的都是植物油，植物油萃取時多已經餿掉，沒有營養又傷害消化系統。但是，在台灣你依舊可以找到有些餐廳遵循傳統，使用鵝油、豬油做菜。不過一般台灣餐廳多數用的鹽都是精鹽。

一般來說，除了油和鹽之外，台灣餐廳（速食之外）用的食材都不錯，食物種類變化也很多，海鮮、內臟都隨處可見。如果是出門遠行，每日選擇的食物在食材上最好有變換。肉類、海鮮和各種蔬菜輪著吃。由於外食的油通常都不對，不對的油對膽汁的製造有很大的影響，所以我外食的時候，都儘量不吃澱粉，因為不好的油再加上澱粉，必定會造成膽汁濃稠。膽汁一濃稠，消化道受阻，同時許多生理化學反應也都會受影響。我

在餐廳外食時，很喜歡問服務生「有沒吃草的牛肉？」「是用精鹽或天然無加工的鹽？」「是用動物性油脂或是植物油炒炸？」因為我相信，當消費者開始要求，整個食品工業都會因為要滿足消費者的需求，而開始轉用對的食材。現在美國餐廳也常可以見到有機蔬果的食材，常常可以點到吃草的牛肉，有許多餐廳亦改用奶油做菜。這就是大家不厭其煩「問」出來的。

　　遠行時外在環境有劇烈變化，體內生理化學要跟上通常要點時間。這時身體需要大量的營養支持，消化道也同時需要重新找定位。所以我出門遠行時，一定會吃得很好，但在排泄還沒有完全暢通前，比較傾向少量多餐，而且不碰澱粉。由於遠行排泄需要支援，所以都會隨身帶一點亞麻仁籽粉或洋車前子殼。不管是在家還是出門，早上起床一定先喝一杯溫水，遠行時，早餐再喝半杯用亞麻仁籽粉或洋車前子殼混好的無糖果汁。我出遠門一定自己帶好鹽和水瓶，不忘記經常加少許的鹽在水裡，補充電解質。

　　一天最好至少有兩餐是自己（或請人）做的，天天外食，擁有健康的機會很小。如果那天台灣餐廳的油和鹽都用對了，那外食人口的健康就有望了。

重新和你的身體展開一段完美的伴侶關係

　　多數人在經歷歧嶇不平的痊癒過程後，都會有感而發：「身體實在是難以想像地複雜啊！」是的，它不是個油進油出、酸進酸出的簡單機制，它是個千變萬化、物理與化學相互影響的複雜機制。如果用過度簡化的角度去看它，就勢必會無視身體重要的運作過程，而偏離身體實際的狀況。因為它那麼複雜多變，所以想健康，你一定要學會觀察自己的身體，多問問題。

如果專家說吃蘋果會瘦身，就要問：「為什麼？」如果專家說多吃鹽會造成高血壓，也要問：「為什麼？」如果專家說多吃油會有心臟病，還是問：「為什麼？」當你有症狀時，也要問：「為什麼？」你不問為什麼，就永遠只能被別人的結論擺布，而找不到那個只屬於你自己生化特性的答案。你不觀察自己的生化特性，就無法了解自己身體真正的飲食需求，最後身體不是想抗議就是想離異。

和身體建立關係就像跟任何人建立良好關係一般，一切從理解與接納開始。身體會跟你貌合神離，絕對不是因為你吃了天然原始、營養豐富的食物。身體會抗議罷工，是因為你給的食物品質低下、烹調方法不正確、營養元素攝取不平衡、消化系統無法吸收。身體會想放棄，有可能是因為你不相信它、不理解它、不懂得聆聽它的聲音、不支持它、不珍惜它。它想離開，可能是因為你虐待它、占它的便宜，而且總是想控制它。

就跟婚姻一樣，那些抱著理解之心的伴侶，一定會走向復合之路；而那些一味只想改變對方的人，多半復合無望。同樣的道理，想了解身體而非只想改變身體的人，最後終會平衡、痊癒；而那些只想改變身體而不願接納與了解身體的人，想擁有健康的希望渺茫。真可說是一念之間，命運早已注定。

幸運的是，身體有的是能適應、能改變的機制，所以，只要環境、飲食改變，健康就能轉向。也就是說只要轉念，命運也可以跟著改變。這本書裡提供了許多幫助你認識自己身體的工具，藉由它，希望你能找到自己的生化特性，與身體建立一段美好的關係。

作者後記

當我第一次帶病患去買菜過後，他們常會問：「所以我們只要吃油吃肉就會好了嗎？」會這樣問，是因為只要一講到健康，我們就不自覺會進入科學的世界觀，那就是一個有黑就不可以有白、不是健康就是生病、不是素就是葷、不是酸就是鹼、不是紅肉就是白肉、人老一定有病、新陳代謝一去定不復返的狹隘觀點。黑白世界觀極適用於環境是被嚴格掌控的實驗室，但它並不適合描述身體這樣時時刻刻都在適應環境改變的生理化學世界。如果我們能拋開這樣死板的二分法，就會發現有黑也可以同時有白，其實生病是痊癒的過程，健康的人也會有失衡的時候，酸和鹼要同時存在才能中和，紅肉和白肉中不同的營養成份都很重要，人老了也可以無病無痛，新陳代謝是可以被重新啟動，而我們不只肉、油、菜全部都需要，而且是每一餐都必須一起攝取。

其實，從古早到現在，我們身體對各種營養元素的需求，就一直是如此全面與即時，從沒有改變過。真正變的，不是我們體內生化運作的機制，而是體外的整個食物生產與攝取機制。我們根本改變了原本務農的方式，這給食物本身的營養，帶來了許多意想不到的負面後果。食品科學的進步，徹底改變食物的原形，愈來愈劇烈的加工手段，讓食物營養流失殆盡。當各種營養元素不斷地在飲食中消失的同時，我們卻喊出了「吃得太好才會發胖」的口號。人們不但不再尋覓營養豐富的食物，而且開始對這樣的食物產生莫名的恐懼。把營養的食物往外扔，無可避免地，剩下的全是垃圾。健康的基石，是不可能建立在垃圾上的。所以，現代人面臨的所有慢性病根，都不是吃得太好造成的，而是食物品質低落以及飲食太偏、不夠平衡造成的。

不使用二分法，不指責誰好誰壞，卻想要清楚地呈現生理化學這個複

雜、龐大的機制，它的困難度就隨之升高。如果不把食物和身體各自切割開來細分描述，卻想要把環境、食物，與身體全部還原完整，再把它們之間連結運作的故事講清楚說明白，就極度需要時間、耐心與宏觀的視野。這，就是我的編輯張海靜所擁有的特質。她鍥而不捨的敏銳問題，造就了一本除了有結論，也有過程的好書。我由衷感謝她的耐心引導與信任。

亦感謝丁敏教授給我設立了一個活到老學到老的好榜樣，林元輝教授給我嚴格的寫作訓練，同時要感謝作家姑姑賴富蘋一路給予的鼓勵與指導。感謝孫伯加女士在我還不懂原形食物的重要時，常常提供我女兒營養豐富的食物，開啟我對傳統烹調的認識。還要感謝我所有的病患對我的信任，沒有他們的痊癒過程，我就不可能學習與進步。

最要感謝的是父親與母親對我做任何事情的那份盲目支持與相信，爸爸對知識和真相的追求與媽媽對教學的熱情，都對我有最深的啟發。他們的愛，是我成長中最大的資產。

最後感謝我的丈夫和女兒在我寫書過程中的犧牲與忍讓。當初離鄉背景來到美國與丈夫過日子，我一直以為是因為他燒得一手好菜，我只是聞香而來。現在丈夫會做的菜，我沒有不會的，但是即使想家想得不得了，卻依舊想留在他的身邊，這才發現自己最需要的營養，是他那份完全的理解與接納。

要瘦就瘦，要健康就健康
──把飲食金字塔倒過來吃就對了

作　　者	賴宇凡
編　　輯	張海靜
封面設計	萬勝安
封面攝影	陳明聖
封面妝髮	許家寧
行銷業務	王綬晨、邱紹溢
行銷企畫	曾志傑、劉文雅
副總編輯	張海靜
總 編 輯	王思迅
發 行 人	蘇拾平
出　　版	如果出版
發　　行	大雁出版基地

地址　台北市松山區復興北路333號11樓之4

電話　02-2718-2001

傳真　02-2718-1258

讀者傳真服務　02-2718-1258

讀者服務信箱E-mail　andbooks@andbooks.com.tw

劃撥帳號　19983379

戶名　大雁文化事業股份有限公司

出版日期　2023年4月 二版

定價　480元

ISBN　978-626-7045-82-4（平裝）

歡迎光臨大雁出版基地官網

www.andbooks.com.tw

國家圖書館出版品預行編目資料

要瘦就瘦，要健康就健康：把飲食金字塔倒過來
吃，就對了！／賴宇凡著. -- 二版. -- 臺北市：如果
出版：大雁出版基地發行，2023.04
　面；　公分
ISBN 978-626-7045-82-4（平裝）

1.CST：健康飲食　2.CST：營養

411.3　　　　　　　　　　　112000241